盆底疾病防治百问百答

Frequently Asked Questions and Answers on Prevention and Treatment of Pelvic Floor Disorders

陈 捷
石 荣   主编
王小红

海峡出版发行集团 | 福建科学技术出版社

图书在版编目（CIP）数据

盆底疾病防治百问百答 / 陈捷, 石荣, 王小红主编. —— 福州：福建科学技术出版社, 2024.10
ISBN 978-7-5335-7194-8

Ⅰ.①盆⋯ Ⅱ.①陈⋯ ②石⋯ ③王⋯ Ⅲ.①女性－骨盆底－功能性疾病－诊疗－问题解答 Ⅳ.①R711.5-44

中国国家版本馆CIP数据核字(2024)第006853号

出 版 人　郭　武
责任编辑　李　英
编辑助理　梁　旭
装帧设计　余景雯
责任校对　蔡雪梅

盆底疾病防治百问百答

主　　编	陈　捷　石　荣　王小红
出版发行	福建科学技术出版社
社　　址	福州市东水路76号（邮编350001）
网　　址	www.fjstp.com
经　　销	福建新华发行（集团）有限责任公司
印　　刷	福州德安彩色印刷有限公司
开　　本	700毫米×1000毫米　1/16
印　　张	13.25
字　　数	200千字
版　　次	2024年10月第1版
印　　次	2024年10月第1次印刷
书　　号	ISBN 978-7-5335-7194-8
定　　价	98.00元

书中如有印装质量问题，可直接向本社调换。
版权所有，翻印必究。

编委会

主　编：

陈　捷　石　荣　王小红

副主编（按姓氏笔画排序）：

王　菁　叶敏华　张　富　林万庆　单书圆　洪哲晶
宫玉榕　黄锦华　戚　婉　程宛钧　谢剑云　蔡而玮

编委（按姓氏笔画排序）：

上官怡岚　王幸畑　王智健　尤晓凤　方　舒　共舒越
庄良武　许圳鹏　苏　娟　巫丽媛　李素敏　李　莹
李　琼　吴许雄　吴燕燕　张　璇　陈孔敏　陈雪兰
陈　斌　金鑫悦　郑文彬　郑　波　官　涵　郭嘉禾
黄文金　程　勇　曾桂红　游小芳　谢　彬　廖　越
潘日润

编写单位：

福建省人民医院

序 | PREFACE

各位读者朋友们，你们好！感谢您选择阅读《盆底疾病防治百问百答》这本科普读本。这是一本专为关注盆底健康人士准备的科普读物，我们希望通过此书帮助您深入了解盆底疾病的防治知识，从而更好地维护自己的健康。

近几年的研究发现，全世界范围内的盆底相关疾病存在发病率高、病因复杂、病程较长、症状重叠的特点，不仅对患者的身心造成负面影响，降低了患者的生存质量，还增加了医疗资源的消耗，加重了社会医疗体系的压力。早在2018年，经福建省人民政府批准，福建省人民医院成立了福建省首家盆底医学中心。同时，该中心成为福建省高水平临床医学中心建设项目，且在2021年获批成为福建省妇科微创与整合盆底医学研究中心。该中心整合了我院妇产科、肛肠科、泌尿外科、男科、康复科、针灸科、影像科、超声科、治未病科等优势资源，通过多学科将现代医学技术与中医药特色技术相结合，为广大盆底疾病患者提供集盆底疾病预防保健、诊治、康复管理等多环节、多学科交叉于一体的"一站式"盆底疾病健康管理诊疗平台，为广大人民群众的盆底健康保驾护航。

向广大群众普及盆底疾病相关知识已成为医疗工作中的重要内容。为了有效地解决盆底相关疾病患者在诊治过程中存在的盲点和疑点，优化医疗服务体系，切实推动健康中国战略的实施，提高全民健康素养，我们邀请了国内与盆底疾病相关的妇产、肛肠、泌尿、康复、超声影像、中医、护理、营养学等领域众多专家共同编写了这本《盆底疾病防治百问百答》。本书共包括四个篇章，开篇介绍了盆底功能障碍性疾病的解剖、生理、病理知识，接下来三个篇章依次详细阐述了盆底检查、护理和康复、中医治疗方面的内容。这是一本值得关注盆底健康人士参阅的专业书籍。

本书的编者均为在盆底相关疾病领域走在学科前沿、具有丰富实践经验的临床专家。在编写过程中各位编者怀着极大的热忱，以科学、严谨的态度编写了这本读本，参阅了国内外大量的文献，保证了内容的准确性和可靠性。在此向各位编者及所有支持帮助本书编写的人士表示诚挚的感谢！

本书中的内容如有不妥之处，敬请读者朋友们不吝指教。

陈捷

福建省人民医院院长

中国医师协会整合医学分会整合盆底专业委员会主任委员

2024年1月

目录 CONTENTS

盆底疾病篇

一、盆底功能障碍性疾病
1. 什么是盆底功能障碍性疾病 / 1
2. 正常的女性盆底结构应该是什么样的 / 1
3. 盆底肌具有怎样的功能 / 2
4. 盆腔脏器的动力学特征是什么 / 2
5. 盆底功能障碍性疾病主要包括哪些 / 2
6. 盆底功能障碍性疾病发病情况如何 / 3
7. 盆底功能障碍性疾病有何危害 / 3
8. 盆底功能障碍性疾病的发病因素有哪些 / 3
9. 盆底功能障碍性疾病需要干预治疗的情况有哪些 / 4
10. 如何判断盆底肌的损伤程度 / 4
11. 盆底功能障碍性疾病的治疗方法应如何选择 / 4
12. 如何有效地预防盆底功能障碍性疾病 / 5
13. 男性也会出现盆底功能障碍性疾病吗 / 5
14. 盆底评估具体是怎么做的，会不会有痛苦 / 6
15. 男性出现会阴痛也是因为盆底功能障碍吗 / 6
16. 盆底评估报告中盆底肌功能不好，没有症状是不是就不需要治疗 / 6
17. 如果出现疑似盆底功能障碍性疾病该怎么做 / 6
18. 如果确诊是盆底功能障碍性疾病该怎么做 / 6
19. 接受治疗后盆底功能障碍性疾病立刻就能治愈吗 / 7

二、大便失禁

1. 什么叫大便失禁 / 7
2. 大便失禁是如何发生的 / 7
3. 什么人容易发生大便失禁 / 8
4. 长期便秘的患者为什么也容易发生大便失禁 / 8
5. 大便憋不住或者粪便污染内裤,但没有明显的不适,是否属于大便失禁?是否应该就诊 / 8
6. 大便失禁需要做什么常规检查 / 8
7. 如何评估大便失禁的严重程度 / 9
8. 大便失禁和肛门失禁是否一样 / 9
9. 大便失禁若不吃药和手术是否可以自己采取一些措施来改善症状 / 9
10. 较为严重的大便失禁可以吃止泻药吗 / 10
11. 什么是生物反馈治疗 / 10
12. 什么类型的大便失禁进行生物反馈治疗最好 / 11
13. 生物反馈治疗的疗程是多久 / 11
14. 足疗程的生物反馈治疗后症状明显好转,回家是否需要继续巩固治疗 / 11
15. 什么情况下大便失禁需要手术治疗 / 12
16. 大便失禁医生会选用什么手术方式 / 12
17. 骶神经刺激可以治疗大便失禁吗 / 12
18. 骶神经刺激有什么副作用和并发症 / 13
19. 肛门括约肌损伤引起肛门失禁,可以采用什么手术方式 / 13
20. 括约肌修补及替代手术的疗效如何,有何并发症 / 14
21. 什么时候需要施行大便的结肠造口(转流手术)/ 14
22. 大便失禁病因复杂,患者应该如何配合医生治疗 / 14

三、便秘

1. 经常两天解一次大便,是便秘吗 / 15
2. 什么是出口梗阻型便秘 / 15

3. 什么是粪便嵌塞 / 15

4. 什么是盆底肌痉挛综合征 / 16

5. 什么是直肠前突 / 16

6. 什么是功能性便秘？有哪些类型 / 16

7. 出口梗阻型便秘有哪些类型 / 16

8. 为什么女性容易发生直肠前突 / 17

9. 为什么粪便会先干后软？如何处理 / 17

10. 为什么会出现大便黏腻、便后不爽？如何治疗 / 17

11. 为什么会有肠道黑变病 / 18

12. 便秘的发生有性别差异吗 / 18

13. 为什么女性妊娠期易发生便秘 / 18

14. 为什么老年人容易发生便秘 / 19

15. 儿童便秘的常见原因有哪些 / 19

16. 为什么长时间便秘易患痔 / 20

17. 便秘患者为什么容易肛裂 / 20

18. 经常忍便会导致便秘吗 / 20

19. 长期久坐会引起便秘吗 / 20

20. 吃太多精细食物为什么容易引起便秘 / 20

21. 便秘跟遗传有关吗 / 21

22. 便秘病人常需要做哪些检查 / 21

23. 小儿便秘如何解决 / 22

24. 便秘到什么程度可以通过手术解决 / 22

25. 经常使用开塞露帮助通便可行吗 / 22

26. 便秘患者如何正确选择泻药 / 22

27. 如何进行提肛运动 / 23

28. 如何做腹部按摩改善慢性便秘 / 24

29. 便秘患者滥用泻药的危害有哪些 / 24

30. 妊娠期便秘如何治疗 / 25

31. 功能性便秘患者应该如何选择治疗方案 / 25

32. 便秘患者日常饮食应该注意什么 / 25

33. 纤维素是什么？为什么可以帮助排便 / 26

34. 如何有效预防便秘 / 26

四、肛门痛

1. 什么是肛门痛 / 27

2. 肛门痛的原因有哪些 / 27

3. 什么是功能性肛门直肠痛？什么是痉挛性肛门痛 / 27

4. 功能性肛门直肠痛为什么女性多见 / 28

5. 肛门痛需要做哪些检查 / 28

6. 不同疾病引起的肛门痛会有差别吗 / 28

7. 如何缓解肛门痛 / 28

8. 如何进行肛门按摩 / 29

9. 功能性肛门直肠痛主要有哪些治疗方法 / 29

10. 磁刺激如何能治疗肛门痛 / 29

11. 如何预防肛门痛 / 29

五、直肠脱垂

1. 什么是直肠脱垂 / 30

2. 直肠脱垂如何划分严重程度 / 30

3. 为什么会发生直肠脱垂 / 30

4. 什么人容易发生直肠脱垂 / 31

5. 直肠脱垂有什么表现 / 31

6. 直肠脱垂应该做什么检查 / 32

7. 如何分辨是直肠脱垂还是痔脱出 / 32

8. 什么情况下可以选择饮食及生活调整的方式来治疗直肠脱垂 / 32

9. 直肠脱垂的非手术疗法主要有什么 / 33

10. 儿童直肠脱垂是否可以自愈，能否避免开刀 / 33

11. 中医疗法能否治疗直肠脱垂 / 33

12. 什么是硬化剂注射法 / 34

13. 硬化剂注射法有什么优势与不足 / 34

14. 直肠脱垂的手术方式繁多，患者应如何选择 / 34

15. 经腹和经会阴直肠脱垂修补手术有何优劣 / 35

16. 直肠脱垂经腹手术名称较多，到底是如何做的 / 35

17. 经腹手术一定要切除肠管吗 / 35

18. 经腹微创手术和"开大刀"手术有何优缺点 / 36

19. 经腹直肠脱垂手术主要有什么并发症或者副作用 / 36

20. 经会阴常用的手术方式有哪几种，如何选择 / 36

21. 经会阴直肠脱垂手术主要有什么并发症或者副作用 / 37

22. 直肠脱垂为什么会复发 / 37

23. 直肠脱垂手术复发后应如何治疗 / 37

24. 直肠脱垂术后康复要注意什么才能有效预防复发 / 37

25. 直肠脱垂手术后可以参加体育锻炼吗 / 38

六、大肠癌

1. 什么是大肠癌 / 38

2. 大肠癌有哪些表现 / 38

3. 一般需要做什么检查可以确诊大肠癌 / 39

4. 怎么判断大肠癌是早期还是晚期 / 39

5. 哪些人群容易患大肠癌 / 40

6. 大肠癌的高风险人群如何早期预防 / 40

7. 经常有便血、便秘、腹泻、肛门坠胀或里急后重的情况是患了大肠癌吗 / 41

8. 有什么症状需要注意自己可能患了大肠癌 / 41

9. 如何治疗大肠癌 / 42

10. 什么是大肠癌的多学科综合治疗 / 42

11. 大肠癌是怎么手术的 / 42

12. 什么是大肠癌的微创手术 / 42

13. 什么是化疗？什么是新辅助化疗 / 43

14. 什么是术后辅助化疗 / 43

15. 什么是姑息性化疗 / 43

16. 什么是分子靶向治疗 / 43

17. 哪一些大肠癌患者需要进行分子靶向治疗 / 44

18. 什么是免疫治疗 / 44

19. 大肠癌患者如何通过饮食加速手术或化疗后恢复 / 44

20. 大肠癌可以预防吗 / 45

21. 大肠癌的病人多吗 / 45

22. 低位直肠癌都要切除肛门吗 / 45

23. 什么是前切除综合征或低位前切除综合征 / 46

24. ARS 或 LARS 很严重吗 / 46

25. 怎么知道 ARS 严不严重 / 46

26. 什么是肛管直肠测压 / 47

27. 西医治疗 LARS 有什么手段呢 / 47

28. 盆底康复训练包括哪些？效果好吗 / 48

29. 盆底康复是怎么治疗 LARS / 48

30. 排便功能训练有哪些？能治疗 LARS 吗 / 48

31. 益生菌能治疗 LARS 吗 / 49

32. 还有什么药物可以治疗 LARS / 49

33. LARS 患者会存在心理障碍吗？对病情有影响吗 / 49

34. 中医如何认识 ARS 或 LARS / 50

35. 中医一般用什么方法治疗 ARS 或 LARS / 50

七、尿失禁（漏尿）

1. 什么是压力性尿失禁 / 51

2. 其他类型的尿失禁有哪些 / 51

3. 如何判断压力性尿失禁的严重程度呢 / 52

4. 为什么尿失禁又称"社交癌" / 52

5. 是什么原因引起的尿失禁 / 53

6. 尿失禁与哪些因素有关 / 53

7. 剖宫产术后或产后张腿是否会导致尿失禁 / 53

8. 为什么妊娠和产后容易出现尿失禁？该如何预防 / 53

9. 为什么盆底肌力评估正常，但还是出现尿失禁呢 / 54

10. 男性为什么会尿失禁 / 55

11. 为什么尿失禁患者常伴有子宫脱垂呢 / 56

12. 每次尿量不多，夜尿次数多是什么原因 / 56

13. 尿失禁对健康有什么影响 / 56

14. 患者有尿失禁，除了做盆底肌评估还需要做其他什么检查来明确病因 / 57

15. 尿失禁为什么需要做尿流动力学检查 / 57

16. 什么是会阴痛？会阴痛是由尿失禁引起的吗？应该怎样治疗 / 58

17. 尿失禁的保守治疗有哪些 / 59

18. 除康复治疗以外，尿失禁还有什么好的非手术治疗方法 / 59

19. 做 Kegel 运动的时候，看上去收缩和放松都还不错，但临床表现还是憋不住尿，如何治疗 / 59

20. 压力性尿失禁会不会越来越严重，不做康复训练，能不能等严重了再直接做手术 / 60

21. 排尿日记是什么用途的 / 60

22. 关于尿失禁手术需要了解什么 / 60

23. 女性压力性尿失禁手术有什么风险 / 61

24. 骶神经刺激手术是什么手术？能解决什么问题 / 61

25. 膀胱功能经尿流动力学检查结果比较差，是否有办法改善？是不是年纪大了，膀胱功能都减弱 / 61

26. 对于压力性尿失禁患者，如何进行盆底肌训练 / 61

27. 盆底康复前没有尿失禁，治疗过程中却出现尿失禁是怎么回事 / 62

28. 高血压尿失禁患者能做电刺激、磁刺激吗 / 62

29. 与年轻女性产后尿失禁相比，更年期尿失禁治疗效果如何 / 62

30. 为什么尿失禁症状改善了，但是盆底肌力却未提高 / 63

31. 如何延缓尿失禁的发展 / 63

32. 老年女性怎样预防尿失禁 / 63

八、尿瘘

1. 什么是尿瘘 / 64

2. 尿瘘是怎么引起的呢？术后发生尿瘘的高危因素有哪些 / 64

3. 尿瘘有什么表现 / 65

4. 尿瘘的诊断依据是什么 / 65

5. 尿瘘一定要做手术吗 / 65

6. 尿瘘的手术时机 / 65

7. 尿瘘的手术途径 / 65

8. 尿瘘术后有哪些注意事项 / 66

9. 发生尿瘘后要去挂哪个专科诊疗？尿瘘的预后如何 / 66

九、慢性盆腔痛

（一）男性慢性盆腔痛

1. 慢性盆腔痛的发病原因有哪些 / 66

2. 前列腺痛（慢性盆腔疼痛综合征）需要进行什么检查 / 67

3. 通过尿液检验、彩超检查能判断自己是前列腺痛还是前列腺炎吗 / 67

4. 慢性盆腔痛中的前列腺痛和前列腺炎有什么不同 / 67

5. 前列腺痛能用抗生素治疗吗 / 67

6. 前列腺痛可长期用止痛药吗 / 67

7. 前列腺痛如何预防 / 68

8. 年轻人发现前列腺钙化需要注意哪些 / 68

9. 前列腺增生和前列腺增大一样吗 / 68

10. 前列腺增生严重程度怎么判断 / 69

11. 前列腺增生是否需要治疗 / 69

（二）女性慢性盆腔痛

1. 什么是慢性盆腔痛？支配神经有哪些 / 70
2. 盆腔静脉淤血综合征的临床特点 / 70
3. 彩超显示盆腔血管丰富是什么意思 / 71
4. 慢性盆腔痛和痛经一样吗 / 71
5. 慢性盆腔痛和盆腔子宫内膜异位症有什么关系 / 71
6. 慢性盆腔痛和子宫脱垂有什么关系 / 71
7. 子宫纵隔会导致下腹部经常疼痛吗 / 72
8. 经常持续性下腹痛属于慢性盆腔痛吗 / 72
9. 卵巢癌术后总是下腹痛怎么办 / 72
10. 慢性盆腔炎愈后的持续下腹痛属于慢性盆腔痛吗？怎么处理 / 72
11. 物理治疗对反复腹部疼痛有效吗？剖宫产术后反复腹部疼痛怎么办，有再次手术的必要吗 / 73
12. 盆底功能锻炼可以缓解慢性盆腔痛吗 / 73

十、性功能障碍

（一）男性性功能障碍

1. 男性性欲下降或勃起功能障碍常见的原因有哪些 / 73
2. 男性性功能障碍表现在哪些方面 / 74
3. 男性性功能障碍主要有哪几种类型？有何不同 / 74
4. 男性性功能障碍常见的病因是什么 / 75
5. 男性性功能障碍除药物治疗外还有什么疗法 / 75
6. 男性一生的性欲周期是怎样的 / 75
7. 男性每年的性欲周期如何 / 76
8. 男性每月的性欲周期如何 / 76
9. 男性每天的性欲周期如何 / 76
10. 男性勃起功能障碍的预后情况如何 / 76
11. 心理压力大会导致勃起功能障碍吗 / 77

12. 血脂、血糖高会影响勃起功能吗 / 77

13. 如何诊断勃起功能障碍 / 77

14. 晨勃硬度差是勃起功能障碍吗 / 78

15. "伟哥"具有成瘾性吗 / 78

16. 发现勃起功能障碍能自行服用"伟哥"吗 / 79

17. 治疗勃起功能障碍的药物有哪几种？怎么选 / 79

18. 治疗勃起功能障碍的药物如何服用 / 79

19. 夫妻婚后数年完成不了性交是什么疾病 / 79

20. 勃起功能障碍都是肾虚吗？可以服用六味地黄丸或者杞菊地黄丸吗 / 80

21. 手术植入假体能治疗勃起功能障碍吗 / 81

22. 勃起功能障碍治疗期间要禁欲吗 / 81

23. 射精时间快就是早泄吗 / 81

24. 射精时间变短是什么原因 / 81

25. 什么原因会导致早泄 / 82

26. 如何判断自己是否早泄 / 82

27. 早泄需要做什么检查 / 82

28. 早泄都是肾虚吗 / 83

29. 早泄和阳痿是一回事吗 / 83

30. 早泄如何治疗 / 83

31. 治疗早泄的药物会产生依赖性吗？治疗期间要如何把控疗程和药量 / 84

32. 包皮手术能治疗早泄吗 / 84

33. 早泄治疗期间要禁欲吗 / 85

34. 早泄治疗期间有什么注意事项 / 85

35. 老年人还能有性需求吗 / 85

36. 规律的性生活对老年人有什么样的好处 / 85

37. 老年人有了慢性疾病还能性爱吗 / 86

38. 老年男性性需求方面的矛盾该如何处理 / 86

39. 性爱后出现腰膝酸软是什么原因 / 86

40. 性爱后经常出现下腹部坠胀感怎么办 / 87

41. 性功能异常患者就诊前有啥注意事项 / 87

42. 肥胖与男性性功能障碍的关系 / 87

43. 男性性功能障碍与心脑血管疾病的关系 / 88

44. 哪些运动能够改善性生活 / 88

(二) 女性性功能障碍

1. 女性性功能障碍常见吗 / 88

2. 什么是女性性功能障碍 / 89

3. 女性性功能障碍主要分几类 / 89

4. 什么是性兴趣或性唤起障碍 / 89

5. 什么是性高潮障碍 / 89

6. 什么是生殖道盆腔痛或插入障碍 / 90

7. 女性性功能障碍的病因有哪些 / 90

8. 中医认为女性性功能障碍的病因有哪些 / 90

9. 女性性功能如何评估 / 90

10. 女性性功能障碍的诊断依据是什么 / 90

11. 女性性功能障碍就医时需要检查什么 / 91

12. 女性性功能障碍有哪些实验室检查可以做 / 91

13. 女性性功能障碍如何治疗 / 91

14. 性功能障碍行为治疗的主要内容是什么 / 91

15. 性功能障碍行为疗法的常用方法有哪些 / 91

16. 治疗女性性功能障碍的药物有哪些 / 92

17. 女性性功能障碍如何预防 / 92

十一、盆腔脏器脱垂

1. 什么是盆腔脏器脱垂 / 92

2. 为什么会盆腔脏器脱垂 / 93

3. 盆腔脏器脱垂有什么表现 / 93

4. 盆腔脏器脱垂的诊断依据是什么 / 93

5. 如何简单对子宫脱垂程度进行评估 / 94

6. 如何简单对阴道前后壁脱垂程度进行评估 / 94

7. 盆腔脏器脱垂如何治疗？哪些人群需要重视盆腔脏器脱垂 / 94

8. 盆腔脏器脱垂的手术治疗方式有哪些 / 95

9. 围手术期应该注意什么 / 95

10. 哪些生活方式行为疗法可以改善盆腔脏器脱垂的临床症状 / 95

11. 患者自己能做些什么来缓解症状吗 / 95

12. 使用子宫托应注意哪些 / 96

13. 盆腔脏器脱垂如何预防 / 96

十二、盆腔肿瘤

1. 哪些人群容易患宫颈癌 / 96

2. 宫颈癌的高风险人群如何早期预防 / 97

3. 女性体检发现子宫肌瘤如何处理 / 97

4. 体检发现卵巢囊肿怎么办 / 98

5. HPV 是如何感染的 / 99

6. 打了 HPV 疫苗还会得宫颈癌吗 / 99

7. HPV 感染常见于哪类中医体质偏颇人群 / 100

8. HPV 感染可以根治吗 / 100

9. 体检发现 HPV-16 和 HPV-18 阳性如何处理 / 101

10. 宫颈癌广泛性子宫切除术是大手术吗 / 101

11. 宫颈癌手术对性生活会有影响吗 / 101

12. 全子宫切除对性生活会有影响吗 / 101

13. 尿潴留的表现是怎样的 / 102

14. 宫颈癌术后为什么会出现排尿困难呢 / 102

15. 宫颈癌术后尿潴留可以用电刺激治疗吗 / 102

16. 宫颈癌术后出现尿潴留要怎么改善 / 102
17. 宫颈癌术后需要常规去做盆底康复治疗吗 / 103
18. 子宫肌瘤一定要做子宫全切术吗 / 103
19. 子宫全切术与次切术两种手术有什么不同 / 103
20. 子宫全切术会对盆底造成怎样的影响 / 104
21. 为什么子宫全切术术后会出现尿潴留 / 104
22. 做子宫次切是不是以后就不会有阴道前（后）壁膨出 / 104
23. 子宫全切术后没什么不舒服，该不该进行盆底康复 / 104
24. 目前盆底康复治疗手段有哪些？应该怎么选择 / 105
25. 子宫全切术后1个月可以做瑜伽吗 / 105
26. 体检发现女性盆腔积液如何处理 / 105

盆底检查篇

1. 盆底疾病筛查的实验室检查手段有哪些 / 106
2. 妇科检查前需要做哪些准备工作？盆底疾病筛查的影像检查手段有哪些 / 106
3. 肠镜检查后需要注意哪些事项 / 107
4. 肠镜检查前需要做哪些准备工作 / 107
5. 肠镜息肉夹除后需要注意哪些事项 / 108
6. 体检做哪些检查可以排查大肠癌 / 108
7. 体检做哪些检查可以排查宫颈癌 / 108
8. 卵巢早衰可以通过哪些体检手段初步筛查 / 109
9. 前列腺检查有哪些体检项目 / 109
10. 长期体检发现尿潜血或尿红细胞增多怎么办 / 109
11. 盆底肌功能检查怎么做 / 110
12. 盆底功能影像检查是做什么的？能看到什么 / 110
13. 盆底功能检查和盆腔检查是看一样的东西吗 / 110

14. 排粪造影是什么？怎么做 / 111

15. 排粪造影需要做什么准备工作？需要多长时间 / 111

16. 直肠脱垂影像检查怎么诊断 / 111

17. 影像检查能够诊断盆底失弛缓综合征吗 / 112

18. 骨盆前倾如何判断 / 112

19. 怎么判断盆底损伤程度 / 112

20. 磁共振检查需要多长时间？盆底功能检查有什么特别 / 113

21. 盆底磁共振检查怎么判断子宫、阴道脱垂 / 113

22. 腹直肌分离在影像上能否清楚显示 / 114

23. 子宫、阴道脱垂需要做什么影像检查？怎么判断 / 114

24. 阴道前壁膨出是否就是阴道脱垂？阴道前壁膨出和阴道脱垂怎么鉴别 / 114

25. 盆底磁共振检查显示轻度脱垂，治疗后是否要复查 / 115

26. 磁共振检查可以清楚显示肛裂吗 / 115

27. 盆底康复训练后，有没有必要再做盆底磁共振检查 / 115

28. 尿失禁的影像检查表现是什么 / 115

29. 节育环会不会影响磁共振检查 / 116

30. 盆底磁共振检查有无辐射？子宫切除、卵巢切除（结扎）、妊娠期、幽闭恐惧症可以做磁共振检查吗 / 116

31. 盆底磁共振检查需要呼吸门控吗？月经完之后多少天可以做磁共振检查 / 117

32. 盆底超声检查有哪些优缺点 / 117

33. 盆底超声检查和常规阴道彩超检查有什么区别？妇科彩超和盆底彩超一样吗 / 117

34. 盆底彩超的三维和四维有什么区别 / 118

35. 盆底超声检查的注意事项有哪些 / 118

36. 盆底超声检查报告中参考指标是什么 / 118

37. 产妇需要常规做盆底超声检查吗 / 118

38. 产后盆底超声检查主要观察哪些内容 / 118

39. 剖宫产术后的女性是否需要做盆底超声检查呢 / 119

40. 考虑阴道前壁脱垂的患者是否有必要做盆底彩超检查呢 / 119

41. 产后做盆底彩超的 Valsalva 动作会不会引起盆腔脏器脱垂 / 119

42. Valsalva 动作与缩肛动作能否同时进行 / 119

43. 超声检查报告中,测量膀胱逼尿肌厚度的意义是指什么 / 119

44. 怎样理解超声检查报告中膀胱膨出的分型 / 120

45. 盆底超声检查 Valsalva 状态能观察哪些指标 / 120

46. 盆底超声检查能较为完整地观察到肛提肌群吗 / 120

47. 超声检查能否观察耻骨后间隙 / 120

48. 超声检查如何诊断直肠前突 / 120

49. 超声检查肛直角的生理意义 / 121

50. 盆底超声检查如何鉴别直肠前突和直肠疝 / 121

51. 为什么建议产后做腹盆一体化超声检查 / 121

52. 为什么耻骨联合分离需要做超声检查诊断?诊断标准是什么 / 121

53. 超声检查耻骨联合间距增宽对临床有何指导作用?腹直肌分离的诊断标准是什么 / 121

54. 超声检查可以检查男性生殖系统疾病吗 / 122

55. 超声检查睾丸大小正常是不是意味着生精功能正常 / 122

56. 超声检查可以评估无精子症吗 / 122

57. 对于梗阻性无精子症的患者,超声检查可以明确梗阻部位吗 / 122

58. 超声检查在男性不育症治疗中有哪些作用 / 123

59. 怀疑隐睾可以用超声检查吗 / 123

60. 睾丸微石症、附睾小囊肿、前列腺结石和钙化灶需要治疗吗 / 123

61. 彩超提示前列腺增大就是前列腺增生吗 / 123

62. 彩超提示前列腺回声不均就是前列腺炎吗 / 123

63. 哪些人群需要进行卵巢早衰筛查 / 124

护理和康复篇

一、盆底疾病的护理

1. 为什么排尿姿势不良也会引起盆底疾病 / 125
2. 尿失禁、粪漏患者如何进行皮肤护理 / 125
3. 压力性尿失禁患者应该进行哪些生活方式的干预 / 125
4. 便秘患者有哪些饮食注意要点 / 126
5. 便秘患者为什么要多饮水 / 126
6. 大便失禁的患者应该如何饮食 / 127
7. 盆底功能障碍性疾病患者出现情绪低落应该如何调整 / 127
8. 孕期喝咖啡会影响盆底肌吗 / 127
9. 什么时候进行产后科学瘦身 / 127
10. 产后确诊盆底功能障碍性疾病,如何科学提举重物 / 128
11. 产后跑步会漏尿,那是不是说明以后都不能跑步 / 128
12. 剖宫产的伤口如何护理 / 129
13. 顺产后侧切或撕裂的伤口如何护理 / 129
14. 产后出汗是因为身体太虚吗 / 129
15. 产后盆底功能障碍是妊娠期增重太多导致的吗 / 130
16. 产后女性应该如何休息 / 130
17. 产褥期的女性如何通过锻炼修复盆底肌 / 130
18. 产后进行盆底肌训练的时间 / 130
19. 盆底肌训练的时候有什么需要注意的?怎样知道训练是否有效 / 130
20. 为什么母乳喂养能预防产后盆底功能障碍性疾病患者的抑郁状态 / 131

二、盆底疾病的康复

1. 盆底康复技术包括哪些内容 / 131
2. 盆底肌康复治疗的方法有哪些 / 133
3. 哪些人群适合做盆底康复治疗 / 133
4. 盆底康复治疗的疗程周期是多长?康复效果如何 / 134

5. 盆底康复治疗一次需要多长时间 / 134

6. 哪些人不适合做盆底康复治疗 / 134

7. 凯格尔运动有什么作用 / 135

8. 凯格尔运动该怎么做呢 / 135

9. 缩肛运动和凯格尔运动有区别吗 / 136

10. 瑜伽等其他运动是否也有凯格尔运动同样的效果 / 136

11. 产后盆底评估需要做哪些呢 / 136

12. 哪些人群需要进行盆底康复治疗 / 136

13. 什么是核心肌群 / 136

14. 核心肌群弱对身体有什么危害 / 137

15. 怎么自我判断有没有骨盆前倾 / 137

16. 骨盆前倾的危害有哪些 / 137

17. 骨盆前倾怎么矫正 / 137

18. 夫妻双方如何进行性感集中训练 / 138

19. 男性性功能障碍治疗后还能在家进行哪些自我康复训练 / 138

20. 阴道哑铃有必要用吗 / 138

21. 阴道哑铃在家可以自行使用吗？如何使用 / 138

22. 计划生二胎的女性，盆底肌修复是否可以在生完二胎后再做 / 139

23. 在医院做完盆底康复治疗回家后应该注意什么 / 139

24. 盆底康复治疗结束后回去还要继续练习吗 / 139

25. 妊娠期、月经期间可以做凯格尔运动吗 / 139

26. 产后在家多久可以开始凯格尔运动 / 140

27. 生物反馈仪的评估能很好地评估盆底肌吗？还需要医生评估吗 / 140

28. 腹式呼吸训练有哪些好处 / 140

29. 如何正确进行腹式呼吸训练 / 141

30. 二胎后做盆底康复治疗还有效吗 / 141

31. 产后如何能快速恢复性生活 / 142

32. 产后要做骨盆康复治疗还是盆底康复治疗 / 142

33. 产后多长时间开始盆底肌的康复治疗 / 143

34. 做完盆底康复治疗后，盆底疾病复发是什么原因 / 143

35. 过度活动型（肌张力高）的盆底肌患者如何进行家庭训练 / 144

36. 如何正确练习盆底肌"快肌" / 144

37. 如何正确练习盆底肌"慢肌" / 145

38. 为了预防盆底肌松弛和脱垂的发生，随时随地都收缩着盆底肌是正确的吗 / 146

39. 盆底肌筋膜疼痛该如何治疗 / 146

40. 耻骨联合分离怎么办 / 146

41. 产后女性需要用束腹带吗 / 147

42. 如何判断是否出现腹直肌分离 / 148

43. 为什么产后会出现腹直肌分离 / 148

44. 妊娠期尿失禁可以做哪些康复治疗 / 149

45. 高血压患者出现尿失禁可以做磁刺激治疗和电刺激治疗吗 / 150

46. 腹直肌分离能自行恢复吗 / 150

47. 产后腹直肌分离多久可以恢复 / 150

48. 产后多久可以进行腹直肌分离的治疗 / 150

49. 腹直肌分离愈合是否就可以使腹部变小 / 151

50. 什么是 Glazer 盆底表面肌电评估 / 151

51. Glazer 盆底表面肌电评估时有哪些注意事项 / 151

52. 评估肌力正常，但产后阴道前壁膨出需要做治疗吗 / 152

53. 产后多久可以进行盆底生物反馈治疗 / 152

54. 若产后或发现尿失禁或脱垂等症状不做盆底康复训练会有什么影响 / 152

55. 做了 2 个疗程的盆底康复，尿失禁症状有明显改善，但是用力咳嗽还是会尿失禁，需要继续治疗吗？应该如何制订盆底康复方案 / 153

56. 尿失禁需要康复治疗多久才能有效果？尿失禁治疗 2 个疗程后，症状没有好转怎么办 / 153

57. 在家练习时，如何感知盆底肌在哪里 / 153

58. 剖宫产后瘢痕是否需要松解？如何松解 / 154

59. 缺少家庭盆底训练是否会影响治疗效果 / 154

60. 在做盆底治疗期间，是否不能进行跳跃类的动作 / 155

61. 做电刺激治疗时，阴道感觉不明显或两侧感觉不对称是为什么 / 155

62. 子宫切除或阴道修补术后多久可以做盆底肌治疗 / 155

63. 腹式呼吸训练对便秘治疗有帮助吗 / 155

64. 盆底康复治疗期间可以适当地抱小孩吗 / 156

65. 盆底肌训练时为什么要配合呼吸 / 156

66. 产后没有相关症状需要接受盆底康复治疗吗 / 156

67. 总是找不到盆底肌收缩的感觉该怎么办 / 156

68. 盆底康复治疗期间可以剧烈运动吗 / 156

69. 在家练凯格尔运动是不是只能躺着练，练习的时候容易出现哪些肌肉代偿 / 157

70. 盆底肌训练能改善假胯宽吗 / 157

71. 产后多久才可以进行跑跳等剧烈运动 / 157

72. 盆底康复治疗期间可以进行性生活吗 / 157

73. 慢性盆腔痛该如何进行疼痛点的自我松解 / 157

74. 慢性盆腔痛热敷有用吗？有什么理疗能够缓解疼痛 / 158

75. 慢性盆腔痛做凯格尔运动有用吗 / 158

76. 为什么做了一段时间盆底康复治疗，脱垂改善后，却出现尿失禁 / 158

77. 妊娠期做哪些运动可以减少盆底肌的伤害 / 158

78. 盆底康复治疗会影响月经吗 / 158

79. 盆底运动训练和瑜伽有什么区别吗 / 159

80. 患有一些妇科疾病，如子宫肌瘤、宫颈柱状上皮异形、慢性盆腔炎等，可以做盆底康复吗 / 159

81. 盆底康复手法配合运动训练能瘦肚子吗 / 159

82. 妊娠期和妊娠前是不是就要开始做盆底肌训炼 / 159

83. 盆底治疗期间其他健身活动能同时进行吗 / 159

84. 盆底手法治疗有什么作用 / 160

85. 盆底生物反馈治疗、电刺激治疗等会痛吗？盆底治疗会影响哺乳吗 / 160

86. 盆底康复治疗能改善经期疼痛吗 / 160

87. 剖宫产女性需要做盆底康复吗 / 160

88. 盆底康复治疗对性生活有帮助吗 / 160

89. 脱垂引起的尿路感染、脱垂的情况超过 10 年了，还能做盆底康复治疗吗 / 161

90. 盆底康复治疗能改善腰痛吗 / 161

91. 凯格尔运动对男性有效果吗 / 161

92. 凯格尔运动要怎么做 / 162

93. 膀胱训练要怎么做 / 162

94. 伴发其他疾病能做盆底康复治疗吗 / 162

95. 盆底康复治疗会影响月经吗 / 162

中医治疗篇

1. 能否采用中医药治疗大便失禁 / 163

2. 中医外治法治疗大便失禁主要有哪些 / 163

3. 中医怎么综合治疗慢性盆腔痛 / 164

4. 针灸能治疗便秘吗 / 164

5. 如何用中医方法调理便秘 / 165

6. 子宫肌瘤常见于哪类中医体质偏颇人群 / 165

7. 子宫脱垂常见于哪类中医体质偏颇人群 / 166

8. 哪些中医康复技术可以促进妊娠后盆底肌的修复 / 166

9. 产后出现尿失禁是否需尽快进行针灸干预 / 166

10. 哺乳期出现尿失禁能否采用针灸干预 / 167

11. 尿失禁患者如何自行在家艾灸 / 167

12. 中医治疗尿失禁的优势有哪些 / 168

13. 尿失禁患者在家可以使用哪些简便的中医康复技术来辅助治疗 / 168

14. 中医治疗尿失禁是否容易复发 / 169

15. 同是尿失禁，为何不同患者采取的艾灸方式不同 / 169

16. 慢性盆腔痛的中医病因病机是什么 / 169

17. 慢性盆腔痛患者在经期不能进行哪些中医治疗 / 170

18. 针灸治疗慢性盆腔痛需要患者长期坚持治疗吗 / 170

19. 产后女性出现带下色黄量多，可以采用哪些治疗 / 170

20. 腹部的推拿按摩是否会加重尿失禁 / 170

21. 性功能障碍都是肾虚引起的吗 / 170

22. 有什么中医康复疗法可以减慢子宫肌瘤的生长速度 / 171

23. 经常便秘伴烦躁、手脚心发热的患者，是否可以进行艾灸 / 171

24. 经常便秘的患者在家就能进行的简易中医康复疗法有哪些 / 171

25. 对阴道脱垂及直肠脱垂患者进行艾灸一般需要多长时间 / 172

26. 如何避免患者因温度感觉减退而出现烫伤的情况 / 172

27. 哪些中医康复技术可以促进产后子宫脱垂恢复 / 172

28. 穴位埋线对功能性便秘的疗效怎么样 / 172

29. 哪些中医康复技术可以改善肛瘘术后疮面疼痛 / 173

30. 哪些中医康复技术可以促进肛瘘术后创面愈合 / 173

31. 艾灸对促进直肠癌术后胃肠功能恢复的效果如何 / 173

32. 中医康复治疗有哪些方法可以预防疝类疾病复发 / 174

33. 疝气是否可以通过针刺或者艾灸来治疗 / 174

34. 脱肛患者应该在什么时期进行中医康复 / 174

35. 哪些中医非药物疗法可治疗脱肛 / 174

36. 经常自觉肛门坠胀，可以用哪些中医康复方法进行调理 / 174

37. 产后乏力、畏寒、小腹有下坠感，可以用哪些中医康复疗法进行调理 / 175

38. 肛瘘术后疮面疼痛难忍，有哪些中医康复技术可以缓解疼痛 / 175

39. 肛瘘术后可以配合哪些中医养生功法促进整体恢复 / 175

40. 哪些中医康复技术可以预防子宫肌瘤瘤体进一步增大 / 177

41. 哪些中医康复技术能帮助直肠癌晚期患者提高生活质量 / 177

42. 肠癌化疗后，身体虚弱能用艾灸温养吗 / 177

43. 产后盆底相关疾病进行中医康复治疗一般需要几个疗程可以见效？一个疗程治疗几次 / 178

附表

附表 1　大肠癌分期 / 179

附表 2　Wexner 便秘评分 / 179

附表 3　Wexner 失禁评分 / 180

附表 4　LARS 量表 / 180

附表 5　胃肠生活质量（GIQLI）评分 / 181

附表 6　国际勃起功能指数问卷 -5（IIEF-5）/ 183

附表 7　早泄诊断量表（PEDT）/ 184

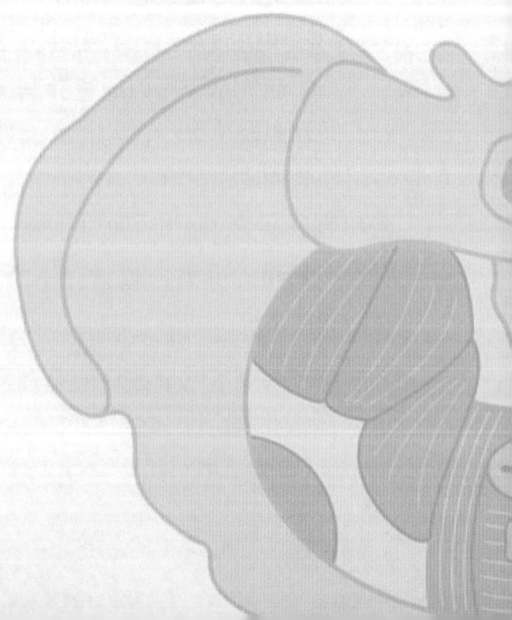

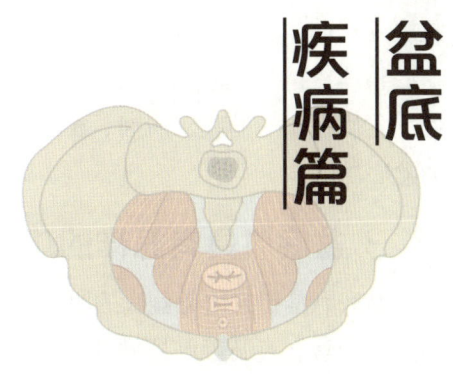

盆底疾病篇

一、盆底功能障碍性疾病

1. 什么是盆底功能障碍性疾病

盆底功能障碍性疾病是指各种病因导致的盆底损伤或者支撑结构薄弱，进而盆腔脏器移位，连锁引发其他盆腔器官的位置和功能异常的一类疾病。随着我国的经济发展和社会进步，人均寿命延长，人们对于健康和生活质量的要求日渐提高，盆底损伤和功能退化造成的盆腔脏器（下尿路、生殖道、下消化道等）功能障碍已严重影响人民群众，特别是中老年妇女的健康和生活质量。女性的盆底，它支撑着盆腔的脏器，盆腔的脏器包括子宫、卵巢、输卵管，还有肠道、尿道，盆底的支撑功能如果出现问题，就会影响到盆腔脏器的各种功能，用医学术语来讲就是盆底功能障碍性疾病。

2. 正常的女性盆底结构应该是什么样的

女性盆底是由封闭骨盆出口的多层肌肉和筋膜组成，有尿道、阴道和直肠贯穿其中。盆底肌肉群、筋膜、韧带及其神经构成了复杂的盆底支持系统，其互相作用和支持，承托并保持子宫、膀胱和直肠等盆腔脏器的正常位置。静息状态下，

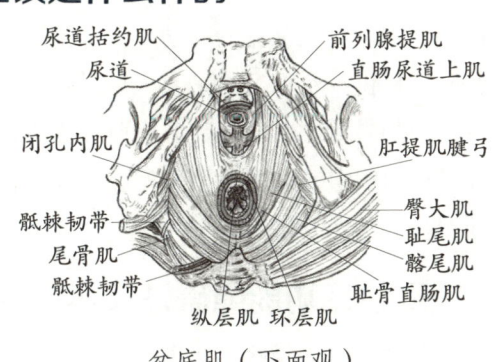

盆底肌（下面观）

盆底支持前盆腔的膀胱和尿道，中盆腔的子宫和阴道及后盆腔的直肠和肛门，盆底整体支持功能取决于肌肉的解剖位置、静息状态的张力和盆底筋膜的完整性。盆底组织（筋膜、肌肉、神经、血管等）与盆腔脏器共同维护并完成正常的盆底功能。

3. 盆底肌具有怎样的功能

盆底肌是指封闭骨盆底的肌肉群。这一肌肉群犹如一张吊网，尿道、膀胱、阴道、子宫、直肠等脏器被这张"网"紧紧吊住，从而维持正常位置以便行使其功能。它围绕在尿道、阴道和直肠开口的周围，支撑着盆腔和腹腔器官，还会协同作用于膀胱、肠，影响性功能。一旦这张"网"弹性变差、"吊力"不足，便会导致"网"内的器官无法维持在正常位置，从而出现相应的功能障碍，如漏尿、便秘、子宫脱垂、阴道脱垂、盆底痛、大便失禁、性功能障碍等。阴道常被比喻为一条停泊的船，浮在水上，有绳索将其固定，盆底肌形成的支持结构是水，韧带是绳索，如果水位下降，绳索需要在没有水支撑的情况下固定船，必定导致绳索断裂。一旦盆底肌损伤，无法支撑盆腔器官，结缔组织的功能也将丧失。

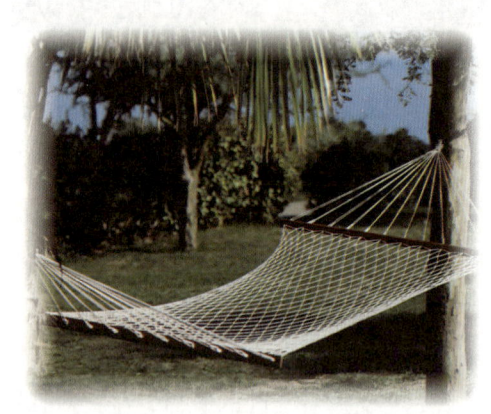

4. 盆腔脏器的动力学特征是什么

当盆腔器官的支持系统，如肛提肌收缩时，盆腔脏器在盆腔筋膜壁层和脏层的协同作用下沿着圆弧向前、向上移动。当盆腔筋膜纤维化、多重粘连时将影响或限制盆腔脏器的移动。正常情况下，泌尿生殖系统在站立时关闭，为盆腔脏器提供一个稳定的平台。如果盆底肌张力正常，结缔组织连接的压力将减少；而如果盆底肌薄弱，肛提肌无法维持水平位置，支撑盆腔器官的压力都落在结缔组织上，筋膜及韧带就会不断地被拉伸，最终导致筋膜及韧带薄弱甚至断裂。

5. 盆底功能障碍性疾病主要包括哪些

盆底功能障碍性疾病主要包括：①尿失禁，主要分为压力性尿失禁、急迫性尿失禁、混合性尿失禁，其中压力性尿失禁最常见；②盆腔脏器脱垂，指子宫、阴道前后壁、膀胱、直肠等盆腔脏器沿着阴道下降，离开自己原本的位置；③大便失禁，指不可控制地排便、排气；④性功能障碍，指患者的性功能出现障碍，包括性欲障碍、性唤起障碍、性高潮障碍、性交痛。

6. 盆底功能障碍性疾病发病情况如何

盆底功能障碍性疾病发病率高，在成年女性中的发病率在20%～40%水平。美国的一项关于2.4万人的流行病学研究表明，46%的女性有盆底功能障碍性疾病的相关症状；英国一项涉及1.4万人的相关调查显示，40岁以上女性人群中有34%患有盆底疾病，随着年龄增加到60岁以上，比率将上升至69%，但其中只有不足1/4的患者选择寻求医生的帮助；国内大样本流行病学调查显示，福建省及武汉市女性压力性尿失禁的发病率分别为9.1%～16.3%和18.5%，老年妇女的发病率高达29%。

7. 盆底功能障碍性疾病有何危害

盆底功能障碍性疾病是威胁妇女健康的5种最常见慢性疾病之一，严重影响女性身心健康和生活质量，造成严重经济负担。2002年，美国用于尿失禁方面的费用达163亿美元，远高于血液透析加冠状动脉搭桥费用。全美国有近20万例盆腔器官脱垂治疗，手术的治疗费用已超过十亿美元，远高于冠状动脉粥样硬化性心脏病（冠心病）、骨质疏松症和乳腺癌等。虽然盆底功能障碍性疾病不像心脑血管疾病、癌症等严重威胁人们的健康和生命，但它却影响着病人的生活与人际交往，使其产生自卑心态、沮丧情绪及食欲、性欲低下等身心障碍。如尿失禁患者，其工作和家庭生活都有可能受到影响，异味会让患者担心出丑而不好意思站在别人面前，从而会减少应酬，进而丧失本来应有的工作机会。本病患者经常会有性生活不和谐的情况，有的甚至因此而夫妻感情不和；经产妇可能有会阴损伤的痕迹，不少患者并发子宫脱垂、膀胱尿道膨出。

8. 盆底功能障碍性疾病的发病因素有哪些

（1）先天因素，包括遗传、种族、发育、体型等。

（2）外界因素，包括营养缺乏、肥胖、其他内科疾病（便秘、慢性支气管炎）、不良生活习惯、剧烈运动、衰老、绝经、长期使用收腹带、塑身衣。

（3）损伤因素：①妇科因素，如盆腔手术、雌激素缺乏；②产科因素，如产伤、助产、巨大胎儿、羊水过多、产程延长等。如25%～55%的孕期妇女有尿失禁症状，产后3个月存在尿失禁的有34.3%。一项研究发现，初产后没有尿失禁者，产后5年压力性尿失禁发病率为19%；初产后3个月内有尿失禁者，5年后仍然存在压力性尿失禁的比率高达92%。

9. 盆底功能障碍性疾病需要干预治疗的情况有哪些

（1）尿失禁：排尿失控且伴尿频、尿急，咳嗽、大笑、爬楼梯、抱娃等腹压升高情况下憋不住尿。

（2）尿潴留：产后或术后尿不出。

（3）膀胱过度活动症：尿频、尿急，可能同时伴有或不伴有憋不住尿。

（4）排便障碍：大便失禁、排便困难。

（5）盆腔脏器脱垂：走路时小腹有坠胀感，两腿之间有异物感。

（6）盆腔疼痛：腰腹坠胀酸痛、腰背痛、会阴部疼痛等。

（7）性功能障碍：性欲低下、性高潮缺失、性交痛、阴道排气等。

10. 如何判断盆底肌的损伤程度

目前，盆底肌力的测定是参考盆底肌力牛津分级系统判断，分为0～5级六个级别，其中0级为最弱，5级为最佳。3级以上为及格，3级以下说明盆底肌肉的力量欠缺，需要治疗。具体分级标准如下。

0级：检测时手指未感觉到阴道肌肉收缩。

1级：感觉到阴道肌肉颤动。

2级：感觉到阴道肌肉不完全收缩，持续2s，重复2次。

3级：感觉到阴道肌肉完全收缩，持续3s，重复3次，无对抗。

4级：感觉到阴道肌肉完全收缩，持续4s，重复4次，有轻微对抗。

5级：感觉到阴道肌肉完全收缩，持续5s，重复5次，有持续对抗。

11. 盆底功能障碍性疾病的治疗方法应如何选择

应对该疾病既可以选择手术治疗的方法，也可以选择非手术治疗的方法。

其中比较常见的非手术治疗方法包括子宫托、药物治疗、电磁刺激疗法以及盆底肌肉康复训练等。随着临床医学的不断发展，盆底功能障碍性疾病的治疗模式已经发生了较大的改变，许多医疗机构开始通过加强盆底支持结构的方式来替代以往切除脱出组织的治疗方式，在对该疾病进行有效治疗的同时，最大程度上降低了对患者身体功能的损伤。然而，由于盆底功能障碍发病机理十分复杂，临床指征尚不十分明确。因此，在制订治疗方案的过程中，患者需要与医生进行积极的合作，根据自身的疾病状况有针对性地制订治疗方案。

12. 如何有效地预防盆底功能障碍性疾病

（1）避免腹压的急剧增高：学会跟腹压对抗，避免增加腹压的行为，如提不超过 20kg 的物品、避免弯腰抱孩子，减少腹压和对腰的损伤。

（2）预防便秘：便秘是盆底功能障碍性疾病的常见诱因，脏器脱垂和阴道的膨出常常伴随便秘。用力排便会增加腹压，特别是蹲厕，虽然蹲厕能够很好地放松盆底肌，但是深蹲动作本身也会增加腹压，所以建议坐厕。注意调整饮食结构，适当运动，预防便秘。

（3）控制体重：保持身体质量指数在正常范围内，减少盆底的损伤。

（4）避免长期咳嗽：长期咳嗽对盆底肌也是一种慢性损伤。慢性疾病引起的咳嗽，而又无法根治的话，可以尝试在每次咳嗽前先收缩盆底肌再咳嗽。

（5）减少长期体力劳动：生活中还有很多动作是瞬间增加腹压的，比如憋气、骑自行车、抽烟、举重、蹦蹦跳跳都可能会增加盆底肌的损伤，所以保护盆底肌应从减轻腹压开始。

13. 男性也会出现盆底功能障碍性疾病吗

会。男性的盆底肌也会松弛，但原因和女性不同，更多是因为肥胖、久坐。男性盆底功能障碍性疾病主要包括：①储尿障碍——尿频、尿急、急迫性尿失禁。②功能性排尿障碍。③盆底疼痛（前列腺痛）。④男性性功能障碍。⑤排便障碍。

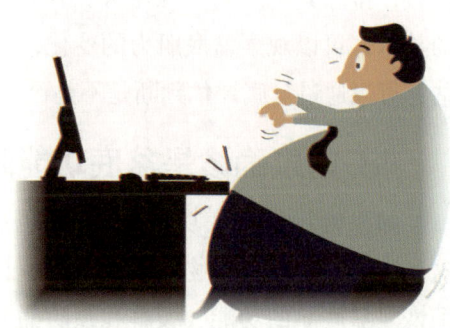

14. 盆底评估具体是怎么做的，会不会有痛苦

盆底评估没有痛苦。盆底评估基本上相当于一次常规的妇科检查，很轻柔地在阴道里放一个东西，然后收缩肌肉，通过传感器能看到肌肉的收缩情况，并将数据反馈到盆底检测仪上，整个过程十分钟左右，没有什么痛苦。

15. 男性出现会阴痛也是因为盆底功能障碍吗

男性最常见的盆底痛是由慢性前列腺炎引起的，在新的前列腺炎分类中，将慢性无菌性前列腺炎并疼痛称为慢性盆腔疼痛综合征（chronic pelvic pain syndrome，CPPS）。有研究发现，久坐不动的男性，由于盆底肌缺乏锻炼变得松弛，极易引发前列腺疾病。

16. 盆底评估报告中盆底肌功能不好，没有症状是不是就不需要治疗

需要治疗。因为盆底功能障碍的情况不是立刻就会出现的，它更多的是一个逐渐发展的过程，有的患者盆底肌肉力量虽然不足，但是暂时力量水平还未下降到会出现盆底功能障碍的程度。如果不接受治疗将盆底肌肉力量恢复的话，随着年龄增大，激素水平下降，肌肉力量再逐渐下降，本来力量就差的盆底肌肉会下降到突破阈值，盆底肌肉再也不能维持其原有功能，从而出现盆底功能障碍的症状。到那个时候再进行治疗的话，疗效就没有那么好了，有的甚至不在盆底康复的治疗范围内了，需要通过手术治疗才能解决问题。

17. 如果出现疑似盆底功能障碍性疾病该怎么做

如果出现疑似盆底功能障碍性疾病的情况，首先需要去正规医院进行专科检查，排除其他疾病。现在医院有专门的盆底功能监测仪，它是基于生物反馈的技术，可以观察盆底肌力的变化，监测盆底的支撑度，这个过程称为盆底评估，可以通过盆底评估判断是不是已经出现了盆底功能障碍性疾病。

18. 如果确诊是盆底功能障碍性疾病该怎么做

如果确诊是盆底功能障碍性疾病，就要及时到医院接受盆底康复治疗。盆底康复治疗通过生物反馈技术，不打针不吃药，主动与被动训练相结合，帮助恢复盆底肌的功能，缓解和预防漏尿、脱垂、性生活不和谐、慢性盆底疼痛

这一系列盆底功能障碍的症状,可以极大地提高妇女,尤其是产后妇女的生活质量。

19. 接受治疗后盆底功能障碍性疾病立刻就能治愈吗

进行盆底康复治疗一定要坚持,因为这不是一次两次就能彻底地解决问题,一般10～15次为一个疗程。有的人做了两三次觉得没什么效果就中断治疗,这是不对的,因为盆底肌肉的损伤不是一两天造成的,恢复也要循序渐进地进行。治疗是先从电刺激开始,激活盆底的神经、肌肉,然后才能进一步锻炼盆底的肌肉力量,恢复盆底肌的功能,盆底肌功能特别差的甚至可能需要2～3个疗程。还有一些病人可能觉得有效果,觉得好转就不去治疗了,做了两三次以后如果不去了,那复发的概率特别大,因为盆底肌的力量和稳定性还没从根本上得到改善。

二、大便失禁

1. 什么叫大便失禁

大便失禁指患者年龄大于4岁,不能自主控制大便和(或)液状便,粪便自行排出,患病时间超过1个月。大便失禁十分常见,病因复杂,容易引起并发症,会不同程度地影响患者的生活质量。其实大便失禁不是身体老化的正常表现,通常是可以治疗和修复,至少可以得到改善,但大多数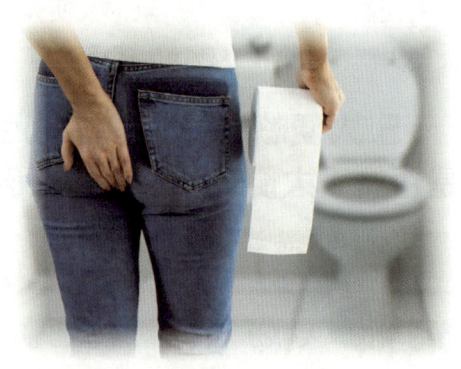
患者羞于将自己的病情告知医生,导致该病的实际诊断治疗率不高。

2. 大便失禁是如何发生的

肛门控制大便的功能取决于肛门括约肌功能、其他盆底肌功能、直肠储存功能(容量和顺应性)、大便质地和神经功能之间的复杂关系。上诉因素的异常可能单独存在,也可能多种因素同时存在,导致肛门自主控便能力丧失。大便失禁一般是多种因素导致的疾病，任一机制轻度受损或协调障碍一般不会导致大便失禁，其他机制通常会起到代偿作用。大便失禁的病因复杂，这也增加了临床诊断及治疗的复杂性。

3. 什么人容易发生大便失禁

临床研究发现，大便失禁的危险因素有高龄（年龄>60岁）、长期腹泻、尿失禁、糖尿病、有激素治疗病史、多次生育经历等。有上述危险因素的患者易发生大便失禁，由于许多患者羞于将大便失禁的症状告诉医生，所以实际的发病人群可能更广。

4. 长期便秘的患者为什么也容易发生大便失禁

心智功能受损、瘫痪、久卧、直肠敏感性低，以及液体和膳食纤维摄入不足等诸多因素均可导致便秘。这类长期便秘患者经常有大便控制不住的现象，其实是粪便长时间停留在肠道，大便水分被肠道过度吸收而导致粪便质硬，难以排出肛门；粪便潴留嵌塞于直肠，会导致肛门内括约肌张力持续抑制，液体状粪便就会从嵌塞处周围漏出，即为充盈性大便失禁，中医谓之为"热结旁流"。充盈性大便失禁易被误诊为腹泻，患者经常自行服用止泻药来治疗，往往加剧了粪便嵌塞，导致更为严重的大便失禁。所以，长期便秘患者如果出现频繁的大便失禁，建议找专业医生明确病因。

5. 大便憋不住或者粪便污染内裤，但没有明显的不适，是否属于大便失禁？是否应该就诊

我们在生活过程中，也会遇到粪便污染内裤的现象，更常见于儿童，往往与肛门括约肌发育不完全、如厕训练不足、某些躯体及心理问题有关，随着年龄的增长，大部分大便失禁症状能够自行缓解。成人粪便污染内裤现象多见于劳累过度、急性的腹泻、肥胖、精神压力大及某些肛门疾病（痔脱出、直肠脱垂）等，这种遗粪往往是短暂的、一过性的，大多可自行缓解，不属于大便失禁的治疗范畴，无需就诊。但如果症状持续超过1个月，并且已经影响到日常生活，建议求诊于医生。

6. 大便失禁需要做什么常规检查

如果需要明确大便失禁的病因及诊断，医生初步会采用肛门视诊和直肠指

诊的方法，后者是医护人员用戴手套的手指伸入肛门和直肠触摸有无肿块等异常表现。同时，还有一些辅助检查可帮助确定大便失禁的原因，比如通过粪便的检验来明确是否存在感染而导致腹泻，从而引起大便失禁；结肠镜检查或乙状结肠镜检查可观察结肠内部的情况，必要时取组织样本做进一步的检查；肛门直肠压力测定可测出直肠内不同位置的压力，以判断控制排便的肌肉功能、直肠感觉是否正常；腔内超声检查或磁共振成像（MRI）可帮助判断控制排便的肌肉是否正常。

7.如何评估大便失禁的严重程度

目前，临床上评估大便失禁的严重程度是通过患者的自觉症状来衡量。一般通过患者症状起始时间、持续时间、发作频率、排便量（小污染、中等便量、非完全排便或完全排便）、漏便类型（固状、液状或气体）、有无急迫感、是否夜间发作（如糖尿病、硬皮病），以及诱发事件（如发生在腹泻状态下、用药时）等完整病史进行相对准确的评估以指导治疗。目前已经存在一些评分标准及工具，用于描述和测定大便失禁类型、频率、量，以及其对生命质量的影响。最常用的严重程度评估工具是大便失禁严重程度指数、圣马克大便失禁评分和佛罗里达克利夫兰大便失禁评分（CCF）等。

8.大便失禁和肛门失禁是否一样

肛门失禁在一定程度上来说是比大便失禁更严重的。大便失禁主要是对大便的控制能力异常，肛门失禁不仅包括不自主地排出固状便、液状便，还包括不自主地排气。如果不能控制成形便、液状便，同时伴有不自主地排气，发作时间超过1个月，可以诊断为肛门失禁。

9.大便失禁若不吃药和手术是否可以自己采取一些措施来改善症状

轻度的大便失禁可以通过改善生活习惯来改善，主要通过调整饮食和改善肛周皮肤卫生。应该避免食用的食物主要是一些含有果糖（樱桃、蜂蜜、榴莲等）、乳糖（牛奶、乳制品、西瓜等）和咖啡因（咖啡、巧克力、茶等）的食物，从而减少这些食物产生的排便急迫感及腹泻。补充足量的膳食纤维（蔬菜、粗粮、菌菇等），改变大便质地。建议使用排便日记或问卷调查表对生活习惯

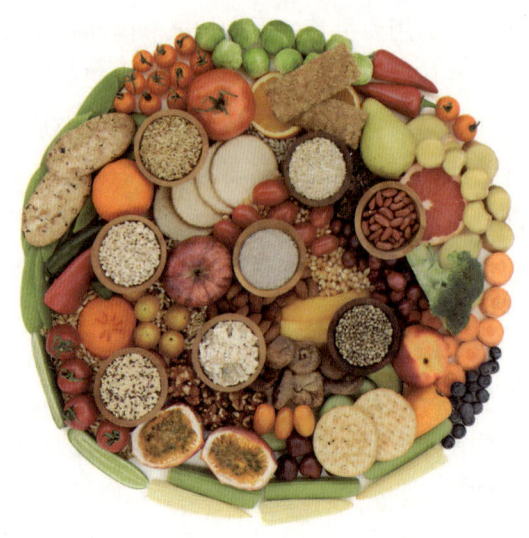

进行自我评估,帮助找到并规避诱发或加重病情的日常生活习惯。肛周皮肤可使用隔离霜(例如氧化锌)保持干燥,可使用失禁垫用于保护皮肤和衣物免受粪便污染。

10. 较为严重的大便失禁可以吃止泻药吗

大便过稀及肠道蠕动过快会导致或加重大便失禁,若大便失禁较为严重,可以使用药物治疗,药物治疗旨在减少大便次数和改善大便稠度。现阶段除了止泻药外,没有任何特定的药物被证明对大便失禁有益。止泻剂如洛哌丁胺、地芬诺酯及阿托品,通过影响肠动力,减少肠蠕动,增加肛门内括约肌张力来改善失禁。但止泻药主要是针对大便稀、肠道蠕动过快而引起的大便失禁,对于其他因素,如肛门外伤所致的大便失禁疗效有限,所以应先明确病因方可服用止泻药物。

11. 什么是生物反馈治疗

生物反馈治疗是一种行为疗法,具有安全、无创的特点。生物反馈治疗指利用特殊设备将电磁信息转变为大脑能够感知的信号,借此引导病人进行自主排便功能锻炼的一种行为训练疗法。其原理是通过听觉和图像的反复刺激,影响大脑皮层、下丘脑的感觉传导过程,达到建立良性生物反馈机制,促使患者自主地、协调地运用肛周肌群,完成正常排便行为的目的。医生会在患者的腹壁贴上一个感受装置,同时在肛门里置入一个表面电极用以采集肌电信号,由此获取盆底肌信息。主要的训练内容包括增强感知直肠扩张的能力、改善排便时的感觉、训练盆底肌的协调性等来改善大便失禁。在生物反馈指导下，患者通过不断学习和重复，最终能自如控制盆底肌，重新获得排便控制、盆腔器官承托、感觉和性活动等功能。因此，当大便失禁患者在单纯饮食调整、药物治疗和其他护理支持措施无效时，生物反馈治疗可作为一线的治疗方法。

12. 什么类型的大便失禁进行生物反馈治疗最好

生物反馈治疗是大便失禁患者和括约肌保留部分自主收缩患者的初级治疗方法。如果是因为肛门外括约肌无力或神经损伤而导致直肠扩张的能力降低（通过直肠压力测定可以明确），建议进行生物反馈治疗。生物反馈治疗的最佳适应证包括：大便失禁以肌源性为主，不伴有严重的直肠、子宫和膀胱等脏器脱垂的盆底松弛型，以及非严重神经源性损伤的盆底失弛缓型；患者认知及精神状况能与治疗师配合，治疗依从性好。

13. 生物反馈治疗的疗程是多久

生物反馈治疗是通过不断地学习和重复以达到治疗目的的一种疗法。正确学习和重复是一个循序渐进的过程，所以生物反馈治疗往往起效时间较长，早期所能达到的疗效可能会低于预期。不少患者会因为看不到治疗的效果，对生物反馈治疗产生怀疑、失望的情绪，在生物反馈治疗尚未起效时早早地放弃治疗，使生物反馈治疗不能发挥原有的优势。因此，建议生物反馈治疗需规范、足疗程开展，福建省人民医院盆底医学中心的训练时间：1次/天，30～45min/次，5次/周。疗程：10次一疗程，常规治疗2个疗程。如果能树立治疗的信心，较好地配合医生完成足疗程、规范的治疗，将有很大的机会能改善或者治愈患者的大便失禁。

14. 足疗程的生物反馈治疗后症状明显好转，回家是否需要继续巩固治疗

生物反馈治疗需要一个不断学习和重复的过程，在其起效后，同样也需要一个不断巩固疗效的过程。这就要求患者在医疗机构治疗后，仍需要在家里进行一段时间的家庭训练。家庭训练指患者在医院接受正规的治疗训练后，回家后根据已掌握的训练方法，配合医生绘制的凯格尔模板进行自我训练。通过不断的重复和修正，建立新的、稳固的条件反射，取得长久的疗效，真正缓解甚

至治愈大便失禁。

15. 什么情况下大便失禁需要手术治疗

建议对内科及生物反馈治疗无效或有明确适应证的患者进行外科手术治疗。因生理结构上的缺陷（直肠阴道瘘、直肠脱垂、痔脱垂、肛瘘、泄殖腔畸形）引起大便失禁的患者，应首先修复这些缺陷，缓解大便失禁；因盆底及会阴神经损伤或者功能障碍（继发于糖尿病、脑血管损伤等）引起的大便失禁，手术应以恢复局部神经功能为主；对于肛周及盆底括约肌损伤或功能障碍（继发于肛门部手术、产伤、外伤车祸）等引起的大便失禁患者，应根据失禁的严重程度制订手术治疗方案。大便失禁的手术疗效尚不确定，主要是由于相关研究结论支持不足，涉及患者数量较少，与生活质量相关的严重程度评分未普遍采用，故手术的实施率不足10%。

16. 大便失禁医生会选用什么手术方式

大便失禁的手术选择应建立在全面收集病史、完善的物理检查和评估的基础之上，医生会根据症状、检查结果及现阶段的治疗效果来决定手术方式。目前已证明损伤小、安全性较高的手术可选用，如肛门填充剂注射、射频治疗、骶神经刺激和肛门括约肌成形术。对于那些顽固症状的患者，可选择动力性股薄肌成形术和人工肛门括约肌装置，但因其有明显的并发症及有限的成功率，因此仅应用于治疗顽固性大便失禁。对于所有内外科治疗无效的患者可采用结肠造口（粪便转流）手术。

17. 骶神经刺激可以治疗大便失禁吗

骶神经刺激最初应用在治疗泌尿功能障碍，1982年，在美国加利福尼亚第一次植入永久性骶神经刺激器治疗尿失禁。随后发现接受骶神经刺激治疗的泌尿功能障碍的患者有肠道功能的变化。通过前期的研究及技术的改进，Matzel在1995年率先进行骶神经刺激治疗3例大便失禁的患者并取得成功。美国结直肠外科医师学会推荐大便失禁患者不论是否存在括约肌缺损、不适合进行生物反馈治疗的患者，以

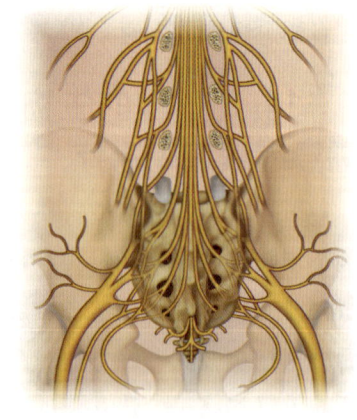

及注射填充剂或括约肌成形术等治疗失败的患者，骶神经刺激都可作为第一选择的治疗方法。骶神经刺激优点在于保证较高效率的前提下，避免了肛管直肠周围切口，防止形成或者进一步加剧原有瘢痕，减少感染概率；同时降低术后疼痛的发生，减轻护理工作，提高生活质量。

18. 骶神经刺激有什么副作用和并发症

骶神经刺激核心在于体内置入骶神经刺激装置发挥疗效，需分两阶段进行，首先是皮下神经评估，持续2周，这可以作为治疗是否有可行性的依据。经过2周试验期，如果反应良好（每周大便失禁发生次数改善>50%），则实施第二阶段手术，植入长期骶神经刺激装置并连接导线。对于外源性的体内置入物，都不可避免地存在一系列的副作用或并发症。最常见的并发症包括电极脱位（12%）和感染（3%）。植入刺激物后，部分患者可能因各种指征（例如设备故障、电极移位或破损、电池耗尽）而需要进行外科手术翻修。同时，治疗费用高昂，国外整套设备的费用包括短期和永久骶神经刺激大约14000美元（约合90000人民币）。国内整体治疗费用也在13万元左右，且未列入医保范畴，故国内尚未广泛推广。综合考虑治疗的有效性、经济性和并发症情况，骶神经刺激仍是一种非常有价值及前景的治疗手段，特别是治疗中重度大便失禁患者。

19. 肛门括约肌损伤引起肛门失禁，可以采用什么手术方式

产伤、肛管直肠良恶性疾病手术(如肛瘘、痔、肛裂、直肠癌等手术)或其他外伤所导致创伤性肛门括约肌功能障碍，在内科及生物反馈等治疗无效的情况下，建议采用括约肌的修补或替代手术。对于括约肌功能损伤未超过50%，损伤时间未超过半年者，首先推荐肛门括约肌修补术。对于其他治疗无效、严重括约肌缺损(范围>180°)、先天性畸形、脊髓损伤造成神经源性大便失禁，或因手术所致肠功能障碍但肛管结构完整的患者，可采用括约肌替代疗法，包括动力性股薄肌成形术和人工肛门括约肌装

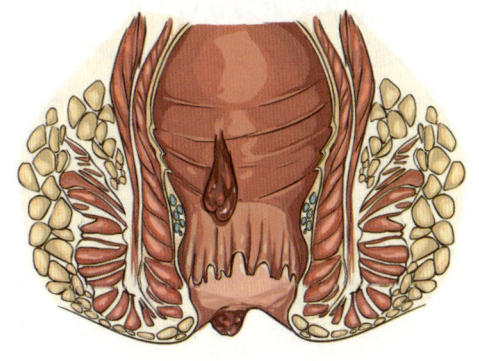

置置入术。动力性股薄肌成形术通过手术方式将股薄肌移植包绕肛管周围，替代损伤的括约肌，增加其收缩力以提高肛门压力，改善因肛门括约肌损伤造成的控便功能障碍。人工括约肌装置是由一个在肛门管周围植入的人工括约肌闭塞袖带环，一个在前膀胱间隙中植入的储水调压球囊以及一个在阴唇或阴囊中植入有隔膜孔的控制泵组成。使用者通过挤压控制泵即可打开装置，控制排便。

20. 括约肌修补及替代手术的疗效如何，有何并发症

括约肌修补术有良好至优秀的短期治疗效果，但随着时间推移这种疗效会逐渐降低。复发的原因常为括约肌修复后再断裂，其他原因在于瘢痕的挛缩及阴部神经病变的加剧。动力性股薄肌成形术通过移植的股薄肌代偿损伤的括约肌功能，可以有效地改善大便失禁，但该过程因移植后股薄肌的收缩力减弱而影响其疗效。同时，该术式有较高的并发症发生率，包括伤口感染、败血症等，逐渐被骶神经刺激等其他技术所代替。人工括约肌装置置入术为括约肌缺乏患者提供了动态可自控的括约肌替代装置，可以较好地改善大便失禁的症状。但同时，它也有较高的并发症，如感染（急性和慢性）、装置侵蚀、肛门直肠溃疡、装置液体泄漏引起的设备故障、设备移位、疼痛和便秘等。故动力性股薄肌成形术和人工肛门括约肌装置仅应用于治疗严重的及顽固性的大便失禁患者。

21. 什么时候需要施行大便的结肠造口（转流手术）

结肠造口是指外科医生为了治疗某些肠道疾病（如直肠癌、溃性结肠炎等）而在腹壁上做一人为开口，并将一段肠管拉出开口外，翻转缝于腹壁，从而形成了肠造口。这是为了代替原来的会阴部肛门行使排便功能，实际上就是粪便出口的改道，对整体的消化功能影响不大。结肠造口术对于其他治疗方法无效或不想寻求其他治疗方法的大便失禁患者是较好的选择。其主要缺点是结肠造口导致排便生理结构的改变，会给患者带来不同程度的心理负担。

22. 大便失禁病因复杂，患者应该如何配合医生治疗

大便失禁属于一种慢性疾病，遗憾的是到目前为止还没有一种治疗方式是完全有效，可以适用于所有患者的。所以，在治疗过程中，患者会遇到病情反复或者加重，情绪波动或者抑郁等问题。坚持治疗，保持良好的心态，与医生保持足够的沟通是非常重要的，要多学习相关的医学知识，调节生活方式，与医护工作者通力合作寻找一种有效的、副作用小的个体化治疗方案。

三、便秘

1. 经常两天解一次大便，是便秘吗

两天解一次大便不一定是便秘。是否患有便秘，不能单纯看几天排一次便，还要看排便是否规律、排便是否困难、粪便性状等方面的情况。便秘主要表现为排便次数减少（每周少于3次）、粪便干硬和排便困难，排便困难包括排便费力、排出困难、排便不尽感、排便费时以及需手法辅助排便。如果两天解一次大便，但排便有规律，排便过程顺畅、不费劲，大便软，就不是便秘。

2. 什么是出口梗阻型便秘

简单来说，就是大便的"出口处"出现了问题，即肛门直肠及周围组织的病变引起的便秘，比如直肠黏膜脱垂、直肠前突、肛门狭窄、盆底失弛缓等疾病。症状可以表现为排便困难，有排便不尽感，严重的可能会出现粪便嵌塞，需要用手指探入肛门协助抠出大便。

3. 什么是粪便嵌塞

粪便嵌塞是指粪便在直肠腔内停留时间过久，水分被过度吸收，并结成球状，堵塞肛门而不能自行排出。得了粪便嵌塞的患者都有数日未排便史，总想去大便，当蹲厕后自觉粪便就在肛门口但排不出，使用开塞露等灌肠后，仅将灌肠液排出，粪便仍排不出。这种病多见于年老体弱、长期卧床的患者。

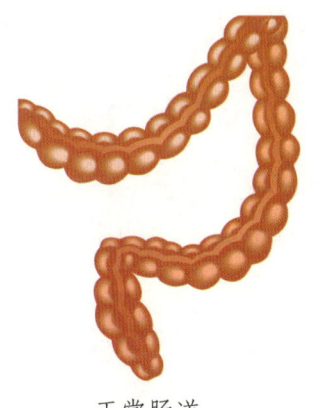

正常肠道

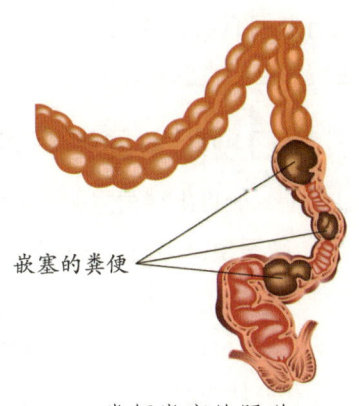

嵌塞的粪便

粪便嵌塞的肠道

4. 什么是盆底肌痉挛综合征

正常排便时，粪便到了肛门口，盆底肌和肛门括约肌应该松弛让大便排出体外。而盆底肌痉挛综合征的患者在用力排便时，这些肌肉不但不能松弛反而异常痉挛收缩，使排便的阻力增高，引起排便不畅，属于出口梗阻型便秘的一种。主要表现为粪便到了肛门口，即使用力排便，也很难排出，甚至越用力粪便越难解出，伴排便时间延长，排便次数增加等症状。

5. 什么是直肠前突

直肠前突指由于先天发育异常、久蹲或用力努挣等不良排便习惯、肛门手术影响、盆底肌肉松弛、女性分娩损伤等多种因素引起直肠前壁向前突出形成一个囊袋，导致排便困难的一种疾病，女性多见，属于出口梗阻型便秘的一种类型。主要症状为排便困难，患者多见排便费力、便出艰难等症状，严重者甚至需要通过手指经阴道向后加压才能排便。

6. 什么是功能性便秘？有哪些类型

功能性便秘是指胃肠道结构无异常，即胃肠道无器质性病变，但胃肠道蠕动减慢或肠道运动不协调，引起排便困难、排便费力、排便次数减少或大便干硬等表现。

根据肠道动力和肛门直肠功能改变特点，将功能性便秘分为3型。①慢传输型便秘（STC）：结肠传输延缓，主要症状为排便次数减少、粪便干硬、排便费力；②排便障碍型便秘（DDC）：既往称之为出口梗阻型便秘，主要表现为排便费力、排便不尽感、排便时肛门直肠堵塞感、排便费时、需手法辅助排便等，主要强调有肛门直肠排便功能异常；③混合型便秘（MIX）：患者同时存在结肠传输延缓和肛门直肠排便障碍的症状。

7. 出口梗阻型便秘有哪些类型

临床上一般将出口梗阻型便秘分为3型。

（1）弛缓型：也叫盆底松弛综合征，包括直肠前突、直肠脱垂、直肠套叠等。这种类型老年人较为多见。

（2）痉挛型：也叫盆底失弛缓综合征，包括盆底肌痉挛综合征、耻骨直肠肌综合征和内括约肌失弛缓征等。

（3）肠外梗阻型：包括盆腔肿瘤占位、子宫后位、盆腔疝等。

8. 为什么女性容易发生直肠前突

直肠前突好发于女性，是因为女性直肠前壁仅由直肠阴道隔支持，其发育不良或因多种原因导致缺损、薄弱时，支撑直肠前壁的力量不足，使前壁向前突向阴道，排便时易形成囊袋。男性由于生理结构不同，直肠前壁有前列腺等器官支撑，较少发生直肠前突。

9. 为什么粪便会先干后软？如何处理

粪便先干后软主要是因为大便没有一次性排干净，剩余的少量粪便对直肠壁的有效压力不足，不能刺激直肠压力上升将粪便排出，而直肠内的残便会重返乙状结肠或者停留在直肠内，粪便所含的水分被肠道吸收而变干硬，后面的软便是正常便，而前面的干便是宿便。这种情况主要见于痔或者直肠黏膜松弛、套叠等。

出现粪便先干后软，应先进行检查以明确病因。轻者嘱患者通过多饮水、食用富含纤维素食物、多吃蔬菜水果、体育锻炼等方法治疗，必要时配合口服通便药、外用栓剂等药物治疗；重者根据病情选择相应的手术治疗。

10. 为什么会出现大便黏腻、便后不爽？如何治疗

大便黏腻伴有便后不爽，肛门擦拭不净，排便费力，冲马桶时不易冲干净，其原因主要是跟进食过多肉类等高蛋白、糯米等高黏性成分的食物有关。从中医角度考虑，多因外感湿邪、嗜食肥甘厚腻、饮酒无度、素体虚弱等出现脾失健运、湿气困脾、气机阻滞、大肠传导不畅所致。

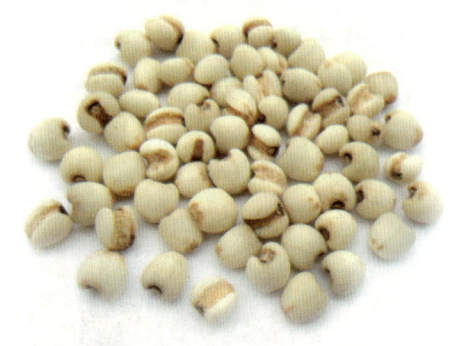

可以通过调整饮食结构，多吃粗粮、蔬菜等高植物纤维食物，也可以通过口服健脾利湿的中药，如山药、薏苡仁、茯苓、红豆等药食两用之物进行调理。同时养成良好的生活习惯，健康饮食，合理作息，适当运动。如果伴随排便次数增多、粪便伴有黏液、脓血等症状，考虑溃疡性结肠炎、结直肠癌等，应及时到正规医院专科就诊。

11. 为什么会有肠道黑变病

做肠镜检查时，有时会发现肠道黑变病，研究表明该病多与长期食用刺激性泻药有关，其中以蒽醌类药物为主。蒽醌类药物的有效成分主要在大肠发挥作用，一方面通过刺激大肠神经加强肠道蠕动，另一方面减少大肠对水及钠离子的重吸收。同时该类药物导致大肠黏膜上皮细胞的凋亡，巨噬细胞将生成的凋亡小体吞噬，并移动到黏膜的固有层内。在巨噬细胞溶酶体的作用下，生成脂褐素或者其他色素物质。随着应用剂量的增加和时间的延长，含有色素或脂褐素的巨噬细胞不断聚集，最终形成了肠道黑变病。

12. 便秘的发生有性别差异吗

便秘的发生有性别差异，一般来说，女性便秘常多发于男性。这主要是由于女性的特殊生理原因：女性月经失血易致气血两虚，肠道津液不足而失去濡润，排空减慢，易致便秘；妊娠期时，随着胎儿的增大压迫肠道，使静脉回流受阻，容易引起便秘及痔；分娩时用力过度，盆底肌肉损伤，也可引起便秘。另外，女性较男性直肠弯曲度大，也较容易引发便秘。

13. 为什么女性妊娠期易发生便秘

（1）活动减少：女性妊娠后期，腹部逐渐增大，行动不便，活动减少，胃肠活动下降。

（2）子宫压迫：妊娠期随着子宫的增大，一方面腹压升高，下腔静脉受到子宫压迫，易诱发或加重痔，出现疼痛、便血等症状，孕妇往往因痛而忍便不排，进而发生便秘；另一方面，随着腹腔空间的不断减少，结直肠及其周围组织均

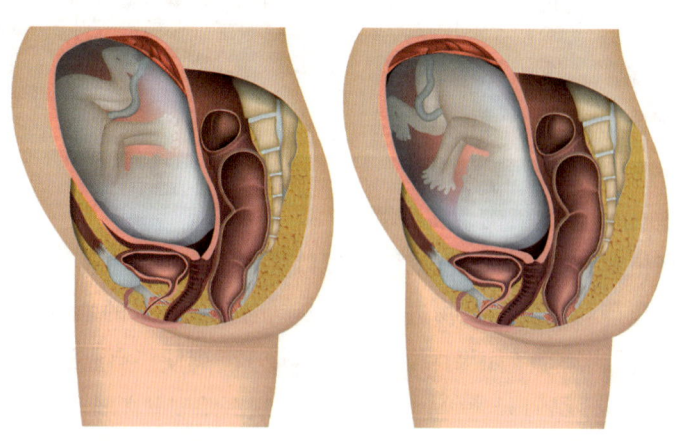

受到子宫压迫，肠道活动下降，粪便难以排出，引起排便费力、便后坠胀等便秘症状的出现。

（3）激素影响：妊娠期由于体内激素的变化，易出现焦虑、紧张、抑郁等情绪波动，从而影响神经中枢对结直肠运动的调控，干扰排便反应。其中，孕激素还会使肠道松弛，降低胃肠转运功能，导致排便周期延长。妊娠期激素变化还易引发恶心、厌油、反酸、呕吐等一系列妊娠反应，轻则食欲减退，重者甚至无法进食，食物摄入不足，无便可排。

14. 为什么老年人容易发生便秘

（1）饮食方面：老年人普遍存在牙齿松动或佩戴义齿的情况，口腔条件限制了老人对食物的选择，偏爱食用软烂、精细、易消化的食物，缺乏对膳食纤维的摄入，使粪便难以有效膨胀而产生便意。

（2）运动方面：老年人由于体力下降、骨质疏松等客观因素影响，往往喜卧喜坐，缺少运动，身体代谢低，胃肠蠕动亦随之减少，久之则易发生便秘。

（3）功能方面：老年人身体功能逐渐减退，胃肠消化、吸收、转运功能均受影响，肠道对排便的敏感度下降，不易产生便意，且老年人肌力下降，肌肉松弛，易出现排便无力。

此外，老年人往往存在高血压、糖尿病、冠心病等基础疾病，需要长期服用相关药物治疗，故应警惕药源性便秘的可能。

15. 儿童便秘的常见原因有哪些

（1）先天性肠道畸形：这种情况如果仅仅采取保守治疗很难根治，一般需要手术治疗才能治愈。

（2）饮食因素：①很多孩子会有挑食、偏食的习惯，特别是不爱吃蔬菜、水果，缺少了纤维素的摄入引起便秘，或者摄入过多的蛋白质，而碳水化合物的摄入却不够，引起孩子的肠道菌群失调导致便秘。②一些儿童由于厌食或者经常性地进食过少，容易导致肠道中的食物残渣过少，同时就会引起便秘。

（3）排便习惯不好：由于各种原因让孩子"憋便"或者"打断"孩子排便，或者经常用开塞露等药物给孩子通便，导致孩子排便不规律，引起便秘。

（4）精神因素：孩子功课繁忙的同时还要参加各种"兴趣班"，精神压力倍增，还缺乏时间锻炼，体质下降也会引起便秘。还有的孩子会因为初到陌生的环境或者遭受责骂等出现紧张的情绪而出现便秘。

（5）另外，小儿外感热病、蛔虫病等都会引起儿童便秘。

16. 为什么长时间便秘易患痔

便秘时干燥的粪便可压迫肠道，使直肠肛门静脉血液回流受阻，便时努挣可升高腹压，加之排便时间延长，使血液回流受阻进一步加重，导致肛周静脉曲张形成痔，或用力排便致肛垫的支撑结构断裂从而使肛垫下移形成痔。需要注意的是，痔与便秘可相互影响。痔有可能出现便血，患者害怕排便而克制便意，使粪便在肠道内停留过久，进而又加重便秘。

17. 便秘患者为什么容易肛裂

便秘是引起肛裂的重要原因之一，由于排便时干燥的粪便在通过肛门时易损伤肛门，用力过猛，强行通过肛管，使肛管受到较深的裂伤则形成肛裂。肛裂患者排便时肛门剧痛，以致强忍不便，加重便秘，形成恶性循环。

18. 经常忍便会导致便秘吗

直肠壁上的神经对压力比较敏感，一定量的粪便进入直肠就可引起便意。当人为地抑制排便时，肛门外括约肌会发生强烈收缩，使肛门内括约肌挛缩，直肠反射性扩张，直肠空间加大，粪便更多地被保留于直肠内。由于直肠的扩张，直肠壁的张力降低，又会引起排便反射的刺激减弱或消失，更有甚者根本没有了便意，粪便在肠道中停留时间过长，粪便中的水分被重吸收，粪质变干硬，从而引起便秘。所以，有便即排，对于避免便秘非常有帮助。

19. 长期久坐会引起便秘吗

久坐会引起便秘，原因在于久坐不动易导致肠蠕动缓慢，而且久坐工作时难免精神紧张，容易忽视便意，久而久之，会使直肠黏膜由于长期受粪便压力的刺激而逐渐降低了黏膜的敏感性，不能有效地引发排便反射。此外，大便在肠内停留时间过长，水分被过度吸收，引起大便干结，加重排便困难。

20. 吃太多精细食物为什么容易引起便秘

生活中常说的精细食物指的是精细加工的米、面、蔬果等，这种精细食物都有一个特点，就是缺乏膳食纤维。而膳食纤维恰恰是人体消化、吸收及排泄过程中不可缺少的物质。

（1）膳食纤维不易被人体消化、吸收，而成为粪便的"原料"，对肠道形成一个刺激，促进肠壁的蠕动。而且膳食纤维还能在肠道中吸收水分，保持大便松软。所以，如果平时只喜欢吃精细的食物，缺少膳食纤维的摄入，则不容易刺激肠道促进蠕动，粪便通过肠道就会变慢，粪便中的水分就会被吸收得更多，大便越来越干燥，从而引起便秘。

（2）膳食纤维还具有保持肠道润滑的作用，可以一定程度上保护肠黏膜。因此，如果平时吃得太过精细，就容易使大便在肠道中通过困难，引起便秘。

（3）此外，膳食纤维还可以被肠道中的一些细菌发酵，产生出一些能够保护肠黏膜的物质。

21. 便秘跟遗传有关吗

便秘和遗传有一定相关性。临床发现功能性便秘患者有家族性聚集现象，有调查发现20%～30%的便秘患者家族中有遗传倾向。除了家族成员生活环境、饮食方式相似以外，还有研究发现很多基因（5-羟色胺再摄取转运体基因、胆囊收缩素受体基因、大麻素等受体基因）可能与便秘有关。

22. 便秘病人常需要做哪些检查

便秘是一种临床症状，引起便秘的原因有很多，因此在医生详细询问病史、做了全面的体格检查之外，还需要做一些必要的辅助检查来明确病因，以便进行针对性的治疗。

（1）粪便检查：观察粪便的粗细、形状以及便血的特点，可以初步鉴别便秘的原因。

（2）直肠指诊：通过食指触诊直肠初步判断是否由肛门狭窄、直肠脱垂、肛裂、直肠癌等肛门直肠疾病引起的便秘。

（3）电子结肠镜检查：可以直接看到结肠黏膜的改变，必要时还可以钳取部分组织送病理检查。

（4）X线检查：腹部平片可以提示肠腔是否扩张或者粪便残留，钡灌肠造影可以观察到肠腔的结构和肠道蠕动的功能，排粪造影是诊断出口梗阻型便秘的重要依据。

还有一些其他特殊的检查，如结肠传输功能实验、肛管直肠测压、盆底肌电图检测、球囊逼出试验等。以上的这些检查都是按照临床需要来选择，必要时还需进行详细的全身检查。

23. 小儿便秘如何解决

针对小儿便秘的原因给予对应的处理措施：①查找病因，排除先天性的肠道畸形；②建议孩子以碳水化合物和纤维素饮食为主；③从小养成按时排便的习惯；④适当的运动可使肠蠕动加快，有助于大便的排出，舒缓精神压力。

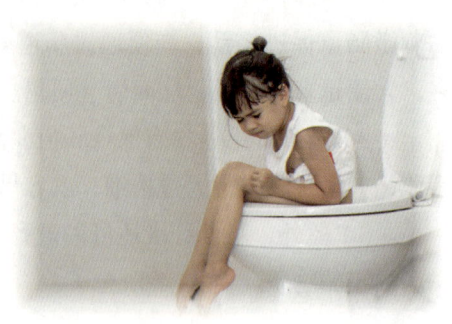

24. 便秘到什么程度可以通过手术解决

首先，功能性便秘应先采用非手术疗法，如饮食、药物、运动、功能训练等治疗后，仍然无效的顽固性便秘、慢传输型便秘、出口梗阻型便秘，在明确病因的前提下可考虑外科手术治疗。其次，当明确是器质性病变，如结肠癌、乙状结肠过长、直肠狭窄、肠梗阻等引起的便秘时，可施行手术治疗。

25. 经常使用开塞露帮助通便可行吗

开塞露是利用甘油的高渗浓度，让更多水分渗入肠腔，软化大便，刺激肠壁，反射性地引起排便反应。开塞露灌肠刺激强，对直肠刺激的次数越多，它的敏感性越差，易形成长期依赖，造成排便更加困难，故应在粪便嵌塞等紧急情况下使用，不宜作为常规药物经常使用帮助排便。

26. 便秘患者如何正确选择泻药

泻药的类型有很多，常见的有润滑性泻药、容积性泻药、刺激性泻药以及渗透性泻药。

（1）润滑性泻药：常见的有石蜡油、甘油栓等，主要起润滑肠道、协助排便的作用，老人及肛门部手术的患者较为常用。

（2）容积性泻药：主要为盐类泻药和食用性纤维素等。常用的盐类泻药包括硫酸镁、硫酸钠等，这些药物不容易被肠道吸收，口服大量的药物后可扩充肠道，刺激肠道的蠕动。由于盐类泻药的作用比较强烈，常常用来帮助排出肠内的毒素，或者配合某些驱虫药服用，老人及孕妇慎选。而食用性纤维素是指蔬菜水果中不能被肠道吸收的部分，包括多糖等物质，它们可以在肠道内刺激肠道蠕动，并且还有软便的作用，适用于大多数功能性便秘的病人。

（3）刺激性泻药：该类药物可以直接作用于大肠黏膜，增加其通透性，影响肠黏膜对水分和电解质的吸收，还能促进肠道蠕动。常见的有大黄、芦荟、酚酞片（果导片）等，因其作用较强，所以身体虚弱的患者及孕妇禁用。长期使用这类药物还会有肠道黑变病甚至大肠癌的风险，因此建议使用最好不要超过1周。

（4）渗透性泻药：乳果糖属于渗透性泻药，也能够刺激肠道蠕动和润滑肠道，适用于老年人便秘和慢性便秘的病人。聚乙二醇类药物，临床上一般用于术前以及肠镜检查前的肠道准备。

当然，无论是哪种类型的泻药，都建议做到"中病即止"，就是改善了便秘的情况后应尽早停药，不建议长期依靠泻药来保持通便，否则容易引起依赖性或者耐药性。长期便秘的患者还是建议去正规医院专科就诊，从根本上来治疗便秘。

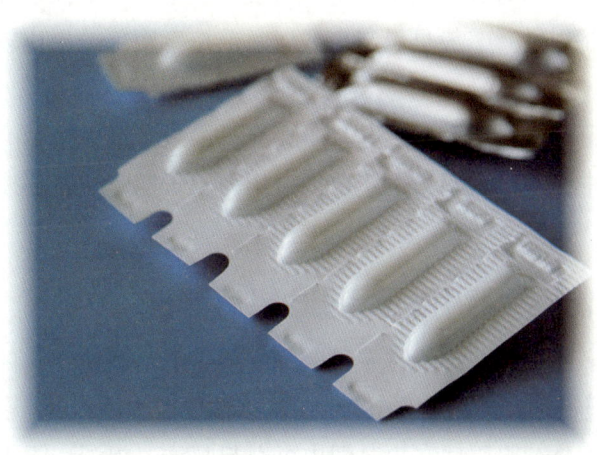

27. 如何进行提肛运动

提肛运动是指有规律地交替收缩和放松肛门，并且配合呼吸进行锻炼。仰卧位、坐位、站位都可以练习，具体方法如下。

（1）仰卧位：平躺，全身放松，膝盖稍弯曲。配合呼吸，吸气时收缩肛门，保持肛门的收缩状态并屏住呼吸，保持5s左右；再慢慢呼气，同时慢慢放松肛门，同样保持 5s 左右。收缩的同时可以将臀部慢慢抬高，放松时再将臀部缓缓放下。重复练习 10min，一天可以练习 2 次。

（2）坐位：吸气时收缩上提肛门，同时可以慢慢站起，保持 3s 左右；再慢慢呼气，同时缓缓放松肛门并坐下，持续 5s。重复锻炼 10min，一天锻炼 2 次。

（3）站位：站立时可双手叉腰，吸气时上提肛门，保持 3s 左右，同时可以稍稍踮起脚尖，呼气时慢慢放松 5s，重复练习 10min，一天 2 次。或者行走时也可以有意识地做提肛运动。

适当地做提肛运动能够有效地促进肛门周围的血液循环，改善肛门括约肌功能，有效预防和改善便秘，减少肛门直肠疾病的发生。

28. 如何做腹部按摩改善慢性便秘

腹部按摩就是用中医传统推拿疗法改善便秘。用一定的手法按揉腹部，可以促进胃肠蠕动，帮助排便通畅。

方法：平躺，放松身体，双腿稍弯曲，可摩擦双手至手心温热，然后双手叠放在腹部，按顺时针方向从右下→右上→左上→左下揉按腹部，再按顺时针方向揉按肚脐周围。一般早晨起来或者睡前按摩腹部效果比较好，每次揉按 10min 左右。

在操作前最好先排空小便，并且不要在饥饿或者饭后按摩。要注意的是揉按的力道要适中，不能太轻，也不要太过用力。长期坚持腹部按摩可以帮助改善慢性便秘。

29. 便秘患者滥用泻药的危害有哪些

泻药有很多种类，一定要在专科医师的指导下正确使用。目前，在药房购买的或是一些具有通便作用的保健产品，大多属于刺激性泻药，多含有番泻叶、大黄、芦荟等成分，服用后在短时间内可引起腹痛、腹泻。便秘患者使用后感觉很轻松，于是就会长期服用，造成药物的依赖性，不断加量，加量后效果不如初次使用效果。其次，刺激性泻药长期使用会损伤胃肠道蠕动功能，一旦停用，会加重便秘的症状。最后，刺激性泻药会导致肠道黑变病，增加肠癌的发生率。

所以便秘患者不应滥用泻药治疗，一旦出现便秘症状，应该及时就诊正规医院寻求专科医生的帮助，泻药往往治标不治本，还会延误治疗时机。

30. 妊娠期便秘如何治疗

（1）饮食上，多喝水，选择粗粮、豆类、蔬菜等富含膳食纤维的食物，也可以适当吃一些具有润肠通便作用的食物，如蜂蜜、芝麻、香蕉等。

（2）生活上，培养按时排便习惯，适当进行有氧运动，及时排解负面情绪，保持心情舒畅等。

（3）药物治疗上，对妊娠便秘患者应选择安全、温和的泻剂，如琼脂、聚卡波非钙等缓泻剂，双歧杆菌乳杆菌三联活菌片、双歧杆菌四联活菌片、乳果糖等微生态制剂等。前者可以膨胀粪便体积，促进肠道转运，后者可增加肠道有益菌，改善肠道内环境。药量上，应从低剂量开始给药，根据服药反应动态调整剂量，减少不良反应的发生率。

此外，因痔疼痛等引发的便秘，应根据病因对症治疗，如采用温水坐浴改善肛周循环，缓解因局部血液瘀阻、肌肉紧张引起的肛门疼痛，减轻排便顾虑。

31. 功能性便秘患者应该如何选择治疗方案

功能性便秘无论是慢传输型还是出口梗阻型，首先都要根据盆底表面肌电评估结果，判断盆底肌属于紧张型、松弛型或混合型，再分别予以不同的治疗模式，不同强度的电刺激，从而达到放松或者增强盆底肌的治疗效果，改善便秘症状。

电刺激和生物反馈适用于因盆底失弛缓综合征、直肠前突、直肠内套叠等引起的出口梗阻型便秘患者，尤其对盆底协调不良者有很好的疗效，对一般治疗无效的功能性便秘患者也有一定效果。

32. 便秘患者日常饮食应该注意什么

合理安排饮食结构，多吃富含膳食纤维的食物，包括各种蔬菜、水果，如芹菜、韭菜、菠菜、火龙果、苹果、香蕉、鸭梨等，以及豆类、杂粮，如黑豆、绿豆、小米等，还有麸皮类食物，如燕麦等。其次，保证每天适量饮水，使肠道有充足的水分软化大便，利于肠内容物排出。最后，减少过度食用辛辣油炸刺激之品，切勿暴饮暴食，注意饮食调配。

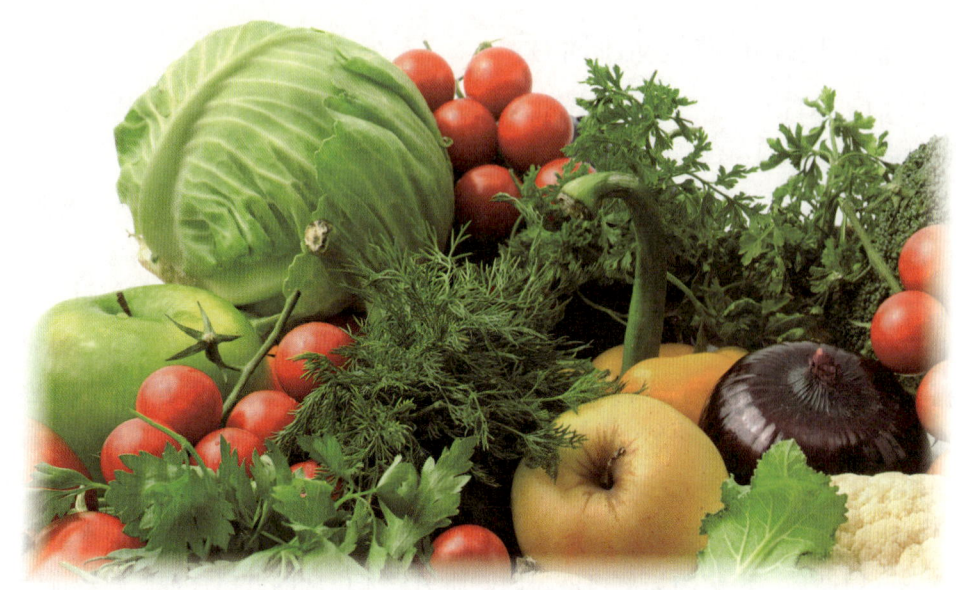

33. 纤维素是什么？为什么可以帮助排便

人类膳食中的纤维素是一类不易被消化吸收的多糖类碳水化合物，是食物被消化吸收后主要的残渣，是粪便的主要成分，只有进食一定量的富含纤维素的食物，才能保证粪便量达到一定的体积。另外，纤维素具有很强的吸水性，可使肠内容物体积增大，大便变松变软，从而加强肠壁的刺激，促进肠蠕动，使排便更顺畅、更省力。纤维素还可刺激大肠黏膜分泌黏液，使粪便顺畅排出的同时还可以保护肠黏膜，从而使大肠癌的发生率下降。

34. 如何有效预防便秘

首先，要保持良好的心态，避免紧张、焦虑、悲观等不良情绪。中医学认为，不良情绪可致肝气郁滞，气滞则可影响肠道蠕动，导致排便不畅。平时可适当多进行户外活动，缓解心情，并可通过听音乐、赏花等方式保持心情愉悦。

其次，应该要有良好的生活方式，包括日常起居、饮食调护、科学排便。可以安排适当的体育运动，如在清晨进行散步、慢跑，练太极、调呼吸，深蹲、拉伸等运动，可以增强腹部、会阴部肌力，帮助排便。还能促进胃肠道蠕动，改善排便动力不足。日常起居主要是注意正常的作息，避免熬夜、劳累等。饮食上要注意避免过食辛辣刺激食物，多吃蔬菜、水果等富含膳食纤维的食物，还要多饮水，以利于大便排出。科学排便主要是注意避免忍便，最好每天定时排便，每次排便时间不宜过长，养成良好的排便习惯。平时也要多注意体育锻炼，运动的同时也促进胃肠蠕动，可有效缓解便秘。

四、肛门痛

1. 什么是肛门痛

肛门痛是肛肠疾病常见的一种症状，是指肛门及肛门直肠周围的疼痛，可以因多种疾病造成。大致可以表现为刺痛、裂痛、坠痛、胀痛、灼热疼痛等，可以发生在任何时间，以大便时和大便后多见。

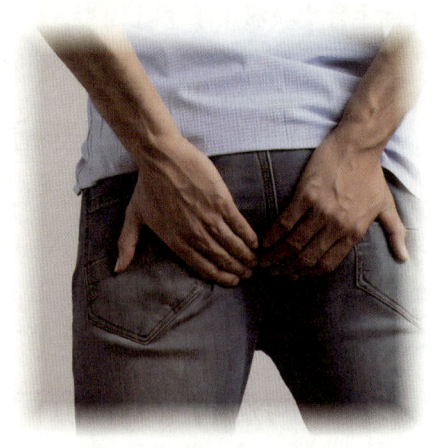

2. 肛门痛的原因有哪些

引起肛门痛的原因多种多样，可分为器质性和功能性两大类，前者是指有明确病变造成的疼痛，如肛裂、痔嵌顿、肛管直肠癌、肛门异物损伤、肛门直肠手术后、肛门周围的脓肿或瘘管等。而后者是指无明确病变引起的疼痛，这一类疼痛统称为功能性肛门直肠痛，属于盆底功能障碍性疾病，涉及肛肠、妇科、泌尿等多学科范畴。目前发病机制尚不明确，可能与盆底肌功能退化有关，中医认为脏腑气血阴阳失调均可引起功能性肛门直肠痛。

3. 什么是功能性肛门直肠痛？什么是痉挛性肛门痛

功能性肛门直肠痛是指发生在肛门或直肠的非器质性特发性疼痛，就是由不明原因引起的肛门直肠疼痛，目前发病机制不清，患者的体格检查及实验室检验无异常。功能性肛门直肠痛分为肛提肌综合征、非特异肛门直肠痛、痉挛性肛门痛，均为临床难治性疾病，患者以女性多见。前面两种类型的疼痛至少持续20min以上，肛提肌综合征是医生在直肠指检时从后部牵拉耻骨直肠肌时可引起触痛，非特异肛门直肠痛则不会引起触痛。

痉挛性肛门痛是指发生在肛门直肠区域的一过性疼痛，疼痛持续时间一般在几秒至数分钟不等，可反复发作，但能自行缓解如常，不留症状。疼痛通常无规律地突然出现，有时可使患者从睡梦中痛醒，剧烈甚至可导致晕厥。

4. 功能性肛门直肠痛为什么女性多见

功能性肛门直肠痛为临床难治性疾病，据国外研究报道，其患病率为1.0%～8.0%，以女性多见。因为女性盆底结构组织较男性稳定性差，女性宽大的骨盆结构、局部的特殊解剖结构（如尿生殖三角区肌肉筋膜相对薄弱）、女性生育史及激素水平等因素，容易导致会阴道下垂、盆腔脏器松弛脱垂以及阴部神经受损，这些都是引起本病好发于女性的重要因素。

5. 肛门痛需要做哪些检查

首先，应到肛肠专科门诊找专科医生做个直肠指诊，明确有无痔水肿、肛裂、肛周脓肿等肛周炎症病变。其次，可配合肛周计算机体层摄影（CT）、MRI、盆底超声检查等辅助检查，进一步排查病因。若无明确病因的肛门痛，可行盆底表面肌电评估、肛门直肠测压等功能性检测，帮助了解盆底肌功能状态。

6. 不同疾病引起的肛门痛会有差别吗

不同疾病引起的肛门疼痛的性质及伴随的症状不一样。比如肛裂的疼痛多呈现刀割样的裂痛，常伴有便血，便时疼痛，便后减轻；肛周脓肿的疼痛多是胀痛伴灼热感，疼痛随脓包的扩大而进展迅速，患者呈现出坐立不安的感觉，可伴有浑身发热等其他表现；而外痔的疼痛主要表现为坠胀性疼痛，有的会有下坠感、刺痛感，有的会比较剧烈；肛瘘引起的疼痛，多为慢性疼痛，隐隐作痛。功能性的疼痛一般为刺痛、坠痛，呈阵发性，部位不固定，休息后缓解。

7. 如何缓解肛门痛

想要缓解肛门痛，一般需要了解其原因。若是器质性病变引起的肛门痛，一般在解除病因后，疼痛即可缓解，比如外用药物缓解痔水肿、肛裂等引起的疼痛，若病变严重，保守治疗无效，则需要手术介入，缓解病情，减轻疼痛。

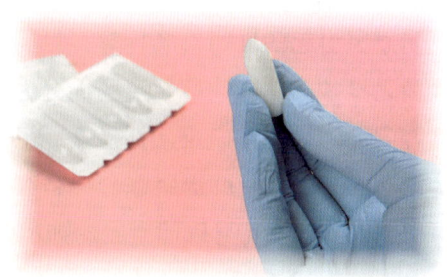

若为功能性肛门直肠痛，一般采用手指进行肛门按摩，松解触发点；温水坐浴；生物反馈治疗及磁刺激治疗等方法，也可配合针灸治疗缓解疼痛。

8. 如何进行肛门按摩

手指按摩肛门周围组织可以缓解肛门痛，一般用右手食指，取足量润滑剂涂抹后，慢慢伸入肛门内，寻找压痛点或者硬块，采用点压法和拉伸法按摩。点压法即在压痛点处垂直按压，逐渐用力，耐受即止，压5s放松5s，重复20次。拉伸法即在压痛点处上下或左右来回缓慢滑动，持续5min。肛门按摩时应注意力集中，或者配合舒缓的音乐，使肌肉放松，每日1~2次。

9. 功能性肛门直肠痛主要有哪些治疗方法

目前，治疗方法以磁刺激、生物反馈治疗为主，除此以外，还可以结合电刺激疗法、针灸、口服药物、熏洗灌肠、手术治法等。治疗方法的选择因人而异。同时本病与情志因素关系密切，在治疗时多配合适当的心理干预。

10. 磁刺激如何能治疗肛门痛

磁刺激技术是通过脉冲磁场穿透人体产生感应电流来刺激作用部位，根据电磁感应原理，在脉冲磁刺激下的组织产生反向感应电流，改变细胞膜电位，当感应电流强度超过神经组织的兴奋阈值时，就会引起局部神经细胞去极化，引起兴奋性动作电位，增加局部血液供应，促进血液循环，放松盆底肌，从而治疗肛门痛。

11. 如何预防肛门痛

（1）保持肛门处的清洁干燥，注意便后卫生。

（2）平时可以用温水进行坐浴或对肛门局部进行按摩，以促进肛门周围的血液及淋巴循环。

（3）每天有意识地进行提肛运动，加强肛门括约肌的功能，促进局部血液循环。

（4）避免久蹲、久坐、久立等，同时熬夜、饮酒及饮食辛辣刺激也均应避免。

（5）养成定时排便的习惯，多喝水、多摄入瓜果蔬菜以保证大便质软而不散，防止便秘的发生。

（6）劳逸结合，适当运动，增强体质。

五、直肠脱垂

1. 什么是直肠脱垂

直肠脱垂是一种盆底脱垂性疾病，直肠壁部分或全层向下移位，称为直肠脱垂。临床上，直肠脱垂通常是指直肠完全、部分或隐匿性脱垂。直肠完全脱垂，是指直肠全层脱出于肛门外，其黏膜呈同心环状皱襞；直肠部分脱垂，是指仅直肠黏膜的脱垂；隐匿性直肠脱垂也称直肠套叠，即肠管"套入"其自身内部，并不突出至肛缘外。直肠脱垂可导致肛门局部的症状（如肛门疼痛、便血等）、排便异常（如便秘、大便失禁等），不同程度影响患者生活质量。

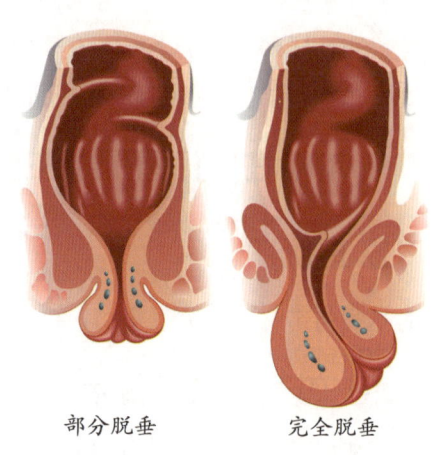

部分脱垂　　完全脱垂

直肠脱垂

2. 直肠脱垂如何划分严重程度

临床上，直肠脱垂根据脱出的长度及形态分为三度。①不完全直肠脱垂：也称为Ⅰ度直肠脱垂，为直肠黏膜脱出，脱出物淡红色，长3～5cm，触之柔软，无弹性，不易出血，便后可自行收回肛内。②完全性直肠脱垂：也称为Ⅱ度直肠脱垂，为直肠全层脱出，脱出物长5～10cm，呈圆锥状，淡红色，表面为环状而有层次的黏膜皱襞，触之较厚，有弹性，肛门松弛，便后有时需用手恢复。③重度直肠脱垂：也称为Ⅲ度直肠脱垂，排便或腹压增加时，直肠及部分乙状结肠脱出，长达10cm以上，呈圆柱形，触之很厚，肛门松弛无力。

3. 为什么会发生直肠脱垂

几乎所有的患者都会问同样的问题，很多研究也在探讨这个问题，虽然至今仍没有非常明确的答案，但是大部分专家认可关于这个疾病的两种发病学说：滑疝学说及肠套叠学说。其病理改变是直肠下端黏膜下层与肌层之间的结缔组织过于松弛，使黏膜下移；或固定直肠的组织过于松弛，致使全层下移、脱出。

4. 什么人容易发生直肠脱垂

直肠脱垂的危险因素包括：①年龄大于 40 岁的经产女性。②既往盆腔手术史。③长期用力排便。④慢性腹泻。⑤慢性便秘。⑥囊性纤维化。⑦痴呆。⑧脑卒中。⑨盆底功能障碍（如耻骨直肠肌反常收缩、耻骨直肠肌失弛缓、会阴异常下降）。⑩盆底解剖缺陷（如直肠膨出、膀胱膨出、直肠子宫陷凹加深）。

合并上述 2 种或 2 种以上危险因素的患者容易发生直肠脱垂。

5. 直肠脱垂有什么表现

直肠脱垂主要的临床表现为直肠黏膜自肛内脱出。早期为便时肛内肿物脱出，便后可自行回纳肛内；此后，随着肛内肿物渐大，便后脱出肿物需用手还纳肛内；最后，逐渐发展至咳嗽、久行、站立时均可出现脱出。患者通常伴有肛门不适感、排便次数增加和排便时间延长、肛内坠胀感。随着脱垂程度加重，脱出的肠管持续扩张肛门周围括约肌使肛门功能下降，导致不同程度的肛门失禁，肛门失禁外溢的黏液长期刺激可诱发肛门瘙痒和湿疹。大约 60% 患者因直肠排空困难而合并便秘，大多数患者表现为梗阻性排便困难、排便费力，慢传输型便秘仅见于少数患者。隐匿性的内脱垂患者常仅有肛内坠胀感或无明显症状，通常在直肠指诊时发现。

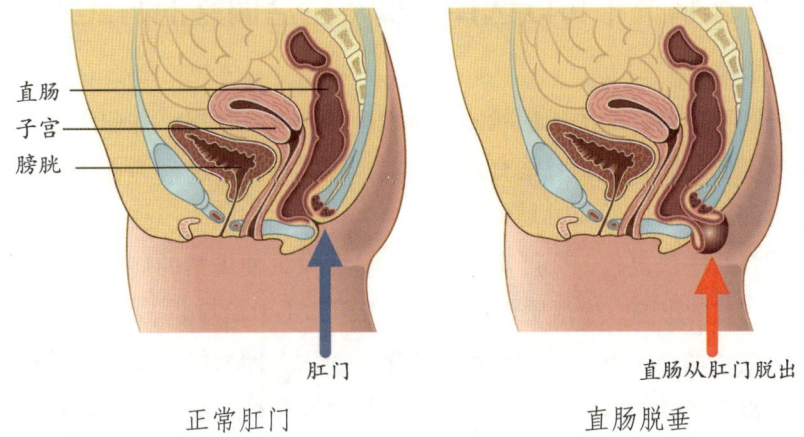

正常肛门　　　直肠脱垂

6.直肠脱垂应该做什么检查

若有直肠脱垂的症状,除了常规的体格检查,还需根据病情做如下检查。

(1)影像学检查:钡灌肠造影和排粪造影,可以确定有无盆底出口梗阻。对直肠内脱垂,由于肛门外看不到脱出物,可做钡灌肠造影,表现为肠管套叠呈"武士帽"征。当考虑有盆底薄弱时,应联合进行直肠、膀胱和小肠造影,可看到完整的盆底内脏动态影像。

(2)盆底生理学检查:盆底生理学检查包括肛管直肠测压、盆底肌电图检测及结肠运输试验等检查,能够客观地评估直肠功能,尤其是伴有完全性直肠脱垂患者括约肌功能不全及伴有直肠内脱垂和/或直肠前突患者(梗阻性排便困难)。有重度便秘或既往长期便秘的患者,需行结肠运输试验,以确定是否需行乙状结肠切除术甚或经腹全结肠切除术,以治疗直肠脱垂相关的便秘。

(3)结肠镜检查:对于较年轻患者及有肠道肿瘤家族史患者,应选择性实施结肠镜检查。结肠镜检查的结果极少引起与直肠脱垂直接相关的治疗发生改变。但该检查可能检出恶性肿瘤等其他病变,从而需要特异性治疗。

7.如何分辨是直肠脱垂还是痔脱出

直肠脱垂与内痔均会有肛门肿物脱出的临床表现。Ⅲ—Ⅳ期内痔便后脱出,痔核颜色暗红或青紫,分颗状脱出,虽多发但分界明显,因内痔为血管衬垫病理性肥大,表面血管扩张呈桑椹状。内痔出血色鲜红,可滴血或喷血。直肠脱垂不易出血,脱出肿物往往较大,存在环状同心环(叠硬币样)的黏膜皱襞和直肠全层的脱出,表面光滑,伴较多黏液。

8.什么情况下可以选择饮食及生活调整的方式来治疗直肠脱垂

直肠脱垂的治疗取决于症状的严重程度和并发症情况,并非所有直肠脱垂均要手术。幼儿患者直肠脱垂有自愈可能,因此以保守治疗为主,平时注意缩短排便时间,注意便后及时复位。成年患者,若发作频率不高,脱出黏膜可自行复位或自行手法复位,无严重的疼痛、坠胀及大便失禁的症状,对工作、生活不造成严重的影响,生活质量正常,可考虑非手术治疗。

生活方式调整一方面应积极治疗咳嗽、腹泻、便秘等原发病,另一方面应保证每日摄入足量的水和纤维。高纤维食物、纤维补充剂(每日共25~30g)

与每日1～2L的水和其他液体可以调节排便情况，并可尝试控制粪便及黏液渗漏和/或便秘。

9. 直肠脱垂的非手术疗法主要有什么

直肠脱垂的非手术疗法主要有：①饮食疗法（如上述）。②盆底生物反馈治疗，有研究表明生物反馈治疗大便失禁或便秘患者的成功率为30%～90%，因此对于一些不能耐受手术的患者可以通过生物反馈治疗来缓解相关症状，但不能根治脱垂。③硬化剂注射治疗，通过注射药物使直肠黏膜与肌层产生无菌性炎症、纤维化，使直肠与周围组织粘连固定，而达到治疗效果，适用于直肠黏膜内脱垂及轻度直肠黏膜脱垂。此疗法对儿童及老年人效果较好，成年人效果欠佳，易复发。

10. 儿童直肠脱垂是否可以自愈，能否避免开刀

目前，认为儿童的直肠脱垂是一种自限性疾病。该病好发年龄为1～5岁，小于1岁及大于8岁者少见。儿童直肠脱垂多为直肠黏膜脱垂，即不完全性脱垂，多数患儿通过保守治疗后可以痊愈。

儿童的保守治疗首先要去除发病诱因，积极治疗咳嗽、腹泻、便秘等原发病，有便秘者可给予缓泻剂治疗，训练每日定时排便的习惯，采取恰当的排便姿势以辅助排便；中医中药治疗，如针灸、补中益气方药等也有益于康复；脱垂的肠黏膜给予及时复位可减少水肿；合并有局部黏膜溃疡者，可予中药坐浴以促进溃疡愈合；同时，还可以使用硬化剂治疗。

临床中少数完全性直肠脱垂患儿，保守治疗效果不理想，则需外科手术治疗。对于儿童直肠脱垂治疗方案的选择，目前尚无统一意见，遵循个体化治疗。

11. 中医疗法能否治疗直肠脱垂

中医学对直肠脱垂的认识源远流长，有丰富的治疗经验。直肠脱垂属于中医学中"脱肛"的范畴。《疡科心得集·辨脱肛痔漏论》有"治脱肛之证，不越乎升举、固摄、益气三法"，益气、升提、固脱为中医治疗直肠脱垂的根本大法，包括中医内治法、外治法及针灸疗法。

中医内治法多以益气固脱、升阳举陷的补中益气汤为基础，临证加减治疗本病；外治法可用乌梅、五倍子、明矾、大黄、诃子等酸性收敛的药物外敷、

熏洗、坐浴等；针灸为中医传统而独特的治疗疾病的手段和方式，在中医基础理论的指导下，利用经络、腧穴刺激的作用，以调畅气血、平衡阴阳，达到治病祛邪的目的，对直肠脱垂有显著疗效。中医疗法适用于轻度直肠脱垂，以及中、重度脱垂的辅助治疗，用于改善症状，调节全身状况，同时也有益于原发疾病的治疗。

12. 什么是硬化剂注射法

硬化剂注射法是将硬化剂注射到直肠周围及黏膜下产生无菌性炎症及纤维化，而使直肠黏膜与肌层、直肠壁与周围组织粘连固定，进而达到将脱垂的直肠固定于正常位置的目的。目前，市面上使用的硬化剂包括消痔灵注射液、芍倍注射液、矾藤痔注射液、5%石炭酸甘油等。理论上，硬化剂注射可适用于各型的直肠脱垂，但考虑

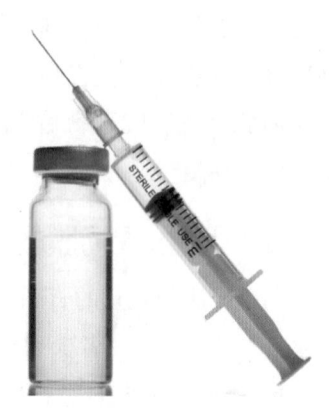

对于Ⅲ度的直肠脱垂伴肛门失禁的病例治疗药物用量大、复发率较高，仍建议Ⅰ~Ⅱ度的轻中度直肠脱垂患者使用硬化剂注射法治疗。

13. 硬化剂注射法有什么优势与不足

硬化剂注射法因其操作简便、痛苦小、疗效确切、并发症少、费用低，已成为我国目前治疗直肠脱垂的常用方法，在各级医疗机构应用广泛。但也存在一定的不足，此疗法对儿童及老年人效果较好，成年人有较高的复发率，特别是对完全性脱垂的患者，疗效欠佳。同时，因各级医疗机构医疗水平参差不齐，操作手法及用量各不相同，造成硬化剂注射法出现各种严重的并发症，如女性直肠前壁注射过深导致直肠阴道瘘；四部注射法用量过多导致直肠黏膜广泛硬化、直肠管状狭窄；无菌操作不当导致肛门直肠肿胀、疼痛，继发感染，甚至导致坏死性筋膜炎。故采用硬化剂注射法治疗直肠脱垂，要严格把握适应证，并于有经验的医院或专科治疗。

14. 直肠脱垂的手术方式繁多，患者应如何选择

外科手术是直肠脱垂主要的治疗方法。手术治疗的目的是纠正脱垂，恢复

控便能力。直肠脱垂的手术方式很多，但就复发率、排便功能和手术风险而言，目前没有特别证据说明哪一种术式最佳，医生对术式的选择主要取决于个人经验。作为患者，需要将个人的主要症状、需要解决的最主要问题（诉求）、自身的健康状况、对手术复发及并发症的接受程度、工作状态和经济条件等情况告知医生；医生会根据患者病情，结合检查结果，制订最适合的手术方案。同时，患者需要和医生保持沟通，了解可能要面对的整个治疗过程，医患共同配合，实现个体化手术方式的选择。

15. 经腹和经会阴直肠脱垂修补手术有何优劣

直肠脱垂的修复主要有经腹和经会阴两种手术入路。入路选择主要根据患者的并发疾病、手术医师的喜好与经验、患者年龄与排便功能。一般认为，经腹手术总体上疗效更好，所以已成为年轻患者和整体健康状况较好患者的选择；但其并发症发生率和死亡率稍高，因此，选择此术式需考虑患者的整体健康状况。经会阴手术的围手术期并发症和疼痛较少，住院时间较短；但是复发率是经腹手术的4倍，且直肠切除后自主神经功能较差，这些因素在一定程度上影响了经会阴术式的选用。

16. 直肠脱垂经腹手术名称较多，到底是如何做的

直肠脱垂经腹手术方式繁多、有多种不同的命名，但基本操作步骤大体一致，主要包括：游离直肠和切除乙状结肠（有需要时），它们通过补片或不可吸收缝线将直肠固定至骶岬。基础术式主要有经腹直肠悬吊固定术、经腹直肠悬吊固定伴或不伴乙状结肠切除术、腹侧直肠补片固定术、经腹的辅助技术（腹腔镜、机器人）等，基于这些基础术式，根据术中操作及所用材料不同，又加以命名，如Ripstein术、Wells术、Orr-Loygue术等。

17. 经腹手术一定要切除肠管吗

很多患者畏惧经腹手术的原因，是认为医生需要"打开肚子"把肠管切除，害怕以后复发又要重复这一过程，心理负担较大。临床上，单独应用经腹直肠切除术治疗直肠脱垂的复发率更高，手术及术后并发症明显，因此不作为一线疗法，也就是说经腹手术不会常规切除肠管。但如果术前就有便秘的直肠脱垂患者，存在冗长的乙状结肠，则实施直肠固定术的同时通常行乙状结肠切除术，研究显示，在术前就有便秘的患者中，乙状结肠切除术可减轻这一症状。

18. 经腹微创手术和"开大刀"手术有何优缺点

经腹直肠脱垂修复手术可采用开放性或微创技术。开放性手术需要在腹部做一切口进腹腔进行手术，即所谓的"开大刀"手术；微创手术主要是在腹腔镜、机器人等辅助设备下行经腹手术治疗。微创的腹腔镜手术与开放性手术相比，二者的疗效及复发率相当，但腹腔镜手术具有视野佳、创伤小、出血少、疼痛轻、恢复快、切口感染风险低、住院时间短等优势，缺点在于其手术时间更长、手术技术更专业、设备更昂贵、术中并发症（如肠道损伤）发生率更高以及对患者的身体条件有要求（如无腹腔内广泛粘连、能耐受气腹）等。机器人辅助手术结合了腹腔镜手术的优点（如术后疼痛减轻、恢复更快）和开放性手术的优点（如高质量三维视野、恢复眼-手-目标轴），但也有费用高、术中准备时间长和手术时间长的缺点。因此，只有具备必需的专业技术和设备时，才能实施微创手术。

19. 经腹直肠脱垂手术主要有什么并发症或者副作用

经腹手术（开放性或腹腔镜）患者的主要并发症包括术后的便秘、大便失禁、盆内脏神经损伤导致男性勃起功能障碍等。其死亡率为0%~7%，并发症发生率为0%~52%。经腹手术后最常见的重大并发症包括盆腔脓毒症、血肿、瘘、狭窄和梗阻性排便；乙状结肠切除患者可出现吻合口瘘；实施补片修复术时，手术部位感染和瘘的发生率略微升高。单行缝合直肠固定术可避免补片修复术的相关并发症（如感染、瘘、狭窄），但其他并发症发生率与开放性修复和腹腔镜修复的再手术率和30日再入院率相近。

20. 经会阴常用的手术方式有哪几种，如何选择

经会阴手术的理论优点是可保留盆腔神经且不需要做腹部切口，但也应考虑到它的缺点：复发率更高、直肠容量降低可能导致排便功能障碍。常用的手术方式包括：经会阴直肠乙状结肠切除术（Altemeier术）、经会阴直肠黏膜剥除肌层折叠术（Delorme术）、肛门环缩术（Thiersch术）、经肛门吻合器直肠切除术（STARR术）、经肛直肠黏膜缝缩术（Gant-Miwa术）等。一般来说，经会阴手术仅用于不适合接受经腹手术的患者，通常是年老体弱或有严重合并症的患者；对于既往经腹修复手术失败、既往接受过盆腔手术、既往接受过盆腔放疗、年轻男性，为了将阴茎勃起功能障碍的风险降至最低等情况，也可选

择经会阴手术。

21. 经会阴直肠脱垂手术主要有什么并发症或者副作用

与经腹手术相比，经会阴部手术通常手术风险更低、并发症更少，其并发症发生率通常低于20%，但复发率更高。经会阴修复手术后可能发生的并发症包括继发性出血、盆腔脓毒血症、直肠狭窄、肛门坠胀、不同程度的排便障碍和肛门失禁等。

22. 直肠脱垂为什么会复发

直肠脱垂治疗后有一定的复发比率，主要和两方面因素有关：一是患者的因素，如果患者治疗后直肠脱垂的解剖学变异仍存在，那么这个患者就容易复发。例如，医生成功地固定或者切除了脱垂的直肠，但患者仍有导致腹压增大的原因（费力排便、腹泻等），那么虽然现在的脱垂症状解决了，但术后先前脱垂的症状仍会再出现。二是医生的因素，如果没有处理好整个直肠脱垂的治疗环节，也是容易导致复发的。例如医师缺乏术前的评估而选择了相对保守的手术方式，或忽略了术后的治疗和随访，未对患者术后的不良习惯加以干预，均会导致直肠脱垂的复发。

23. 直肠脱垂手术复发后应如何治疗

大多数直肠脱垂复发出现在术后3年内，平均复发时间为7～33个月。经腹修复手术后，男性患者的复发率约为女性患者的3倍，这可能是因为男性盆腔狭窄，实施直肠固定术的技术难度较大。复发性直肠脱垂的治疗方法取决于复发的类型（黏膜脱垂或直肠全层脱垂）、症状的严重程度、患者的手术风险和先前失败的修复方式。对于无症状或症状轻微的直肠脱垂患者，初始内科治疗（包括观察和改善排便状况）即可；有症状的复发性黏膜脱垂患者，可通过纵向多处胶圈套扎脱垂黏膜来治疗；有症状的直肠全层脱垂患者需接受再次手术修复，手术选择可与初次直肠脱垂相同，或通过进一步评估来选择。尚无研究表明复发性直肠脱垂选择哪种手术方式疗效较好。

24. 直肠脱垂术后康复要注意什么才能有效预防复发

直肠脱垂术后复发率较高，术后康复治疗尤为重要，预防建议：①积极除去各种诱发因素，如慢性咳嗽、腹泻、便秘等疾病；②平时要注意增加营养，生活规律，养成定时排便的习惯；③平时适当做提肛运动，促进提肛肌群运动，有增强肛门括约肌功能的效果，对预防本病有一定作用。

25. 直肠脱垂手术后可以参加体育锻炼吗

适当的运动不仅可以强身健体，还可以改善新陈代谢，增加免疫力，舒缓情绪，促进术后的恢复。建议术后3个月后可进行一些简短的有氧运动，如散步、游泳、太极拳等较为舒缓的运动，避免重体力劳动以及参加奔跑、登山、骑车等增加腹压的活动。当然，建议要定期随访，和医生保持联系，根据他的专业意见来选择适合的体育锻炼；同时，在运动过程中，有任何不适应及时与医生取得联系。

六、大肠癌

1. 什么是大肠癌

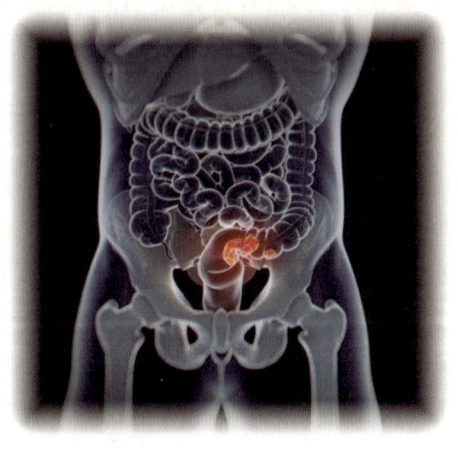

大肠包括升结肠、横结肠、降结肠、乙状结肠、直肠，发生在以上部位的癌症统称为大肠癌，又称结直肠癌。不同部位的大肠癌发病率从高到低依次为直肠、乙状结肠、盲肠、升结肠、降结肠以及横结肠，近年有向近端（右半结肠）发展的趋势。其发病与高脂肪低纤维素饮食、大肠慢性炎症、大肠腺瘤、遗传因素、血吸虫病、盆腔放射、环境因素（如土壤中缺钼）、吸烟等有关。其发病年龄趋于老年化，男女之比为1.65：1。

2. 大肠癌有哪些表现

大肠癌的表现根据部位不同有所不同，其基本临床表现为粪便性状改变、排便习惯改变、腹痛、肛门坠胀、里急后重，甚至腹内结块。具体如下：①粪便性状改变是指常有腹泻，粪便呈糊状或黏液便，或有大便秘结，泄泻与便秘交替，常有便血或痢疾样脓血便，大便变扁、变细；②排便习惯改变指排便的次数增多或减少、排便时间延长等改变；③腹痛常呈持续性隐痛，但若存在肠梗阻则多呈绞痛，且伴有明显的肠胀气；④肛门坠胀、里急后重常同时存在，多在大便时症状加剧；⑤腹内结块以右下腹多见，结块质硬、固定，无压痛或有轻度压痛。

3. 一般需要做什么检查可以确诊大肠癌

最方便、快捷的直肠癌体检方法是直肠指诊，可以发现直肠下端的肿瘤；最准确的结直肠癌检查手段是电子结肠镜，可以明确是否得了肠癌；最新的无创筛查手段为粪便检查，如粪便隐血试验联合粪便基因检测。

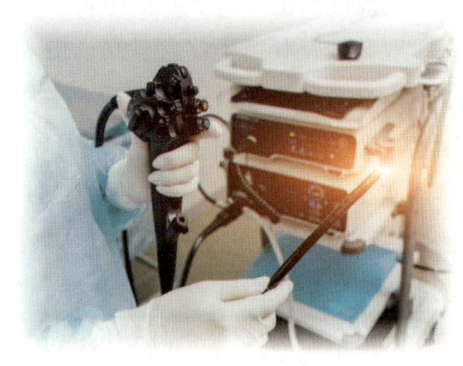

此外，如X线钡剂灌肠、直肠内超声扫描、腹部CT、MRI等检查，抽血化验有血清癌胚抗原及肠癌相关抗原测定，可以辅助诊断，协助诊疗。

若有症状就诊，专科医生会根据病情进行综合判断、进行重点项目的检查。

4. 怎么判断大肠癌是早期还是晚期

大肠癌（结肠癌和直肠癌）的早期、中期和晚期实际上是病人和家属这么称呼的，不是很规范。目前，还没有人对早期、中期和晚期大肠癌进行过明确的定义。在医学上，主要有两种比较常见的分期方法：TNM分期和杜克（Dukes）分期。TNM分期法（详见附表1）将大肠癌分为4期（Ⅰ期、Ⅱ期、Ⅲ期、Ⅳ期）。一般来说，Ⅰ期相当于"早期"，Ⅱ期和Ⅲ期相当于"中期"，Ⅳ期相当于"晚期"。也可以采用Dukes分期法将大肠癌分为4期（A期、B期、C期、D期），A期相当于"早期"，B期和C期相当于"中期"，D期相当于"晚期"。

分期决定了大肠癌患者的治疗方案以及预后。对肿瘤进行准确的分期就像在打仗前摸清敌情一样重要，只有准确掌握肿瘤的大小、范围以及患者的身体状况等，才能制订合理的治疗方案。可以说，治疗前的准确分期是保证进行合理治疗的基础。

5. 哪些人群容易患大肠癌

我国大肠癌发病率及死亡率的地理分布特征为：沿海东部地区比内陆西北地区高发，其中长江中下游地区最高，也就是经济发达地区发病率较高，城市较农村高，大城市较小城市高，但农村也有高发区。尽管任何年龄都可以患大肠癌，但90%以上病例年龄大于40岁。所以通常来讲40岁以上的人应该开始例行体检，以及时发现可能的癌变。

肠癌的发生与以下因素相关：①饮食因素，如高脂肪低纤维饮食；动物蛋白、亚硝胺及其衍生物含量高；摄入酒精、油炸食品；维生素A、维生素C、维生素E及微量元素硒缺乏等。在大肠癌发病中饮食因素被认为是极为重要的因素，20世纪50年代起，美国倡导改变饮食习惯导致大肠癌发病趋势下降同样证实了这一点。②大肠的某些良性病变，如慢性溃疡性结肠炎、大肠腺瘤、家族性结肠腺瘤病、血吸虫病、大肠息肉等。患慢性溃疡性结肠炎超过10年者发生结肠癌的危险性较一般人群高数倍；大肠息肉患者发生大肠癌的相对危险度是无息肉者的22倍。③遗传因素，据估计约20%的大肠癌病人中遗传因素可能起重要作用，如家族性腺瘤性息肉病、遗传性非息肉病性结直肠癌是最常见的遗传性大肠癌。研究发现，大肠癌患者的子女患大肠癌的危险性比一般人高2～4倍，10%～15%的大肠癌发生在一级亲属中有大肠癌病史的人群中。④职业因素与卫生习惯，缺少体力活动会增加患大肠癌的危险性。

6. 大肠癌的高风险人群如何早期预防

（1）改变饮食习惯。控制高蛋白质、高脂肪食品，多吃富含纤维素食品，少吃油煎、烘烤、熏制、腌制食品。高蛋白质、高脂肪食品易刺激胆汁大量分泌，胆汁酸的代谢产物是高致癌物质，容易引起大肠癌。高纤维素的食物不但有助于促进肠内致癌物质排泄，还可稀释肠腔内致癌物质的浓度。

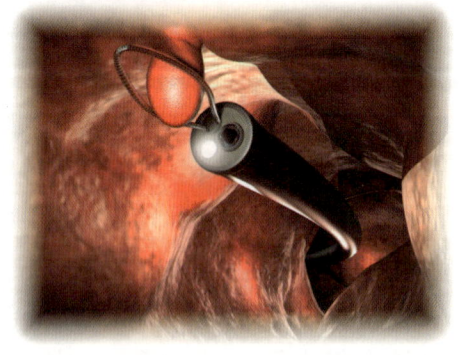

熏制、腌制食品中含有大量亚硝酸盐和亚硝胺，亚硝胺是导致大肠癌发生最重要的致癌物质。油煎、烘烤食品中也有致癌物质，经实验证明蛋白质经高温热解后形成的甲基芳香胺可诱发大肠癌。

（2）积极治疗大肠炎症性疾病。肠道细菌，特别是厌氧菌大肠癌的发生具有极为重要的作用。慢性溃疡性结肠炎也是一种比较肯定的癌前病变，一般发病10年后每10年增加10%～20%的癌变率。

（3）早期切除大肠息肉样病变。大肠息肉样病变包括结直肠腺瘤等，是与大肠癌关系最密切的一种良性病变。

（4）定期做体检。40岁以上建议每5年可以做一次电子肠镜检查，如果有异常可以缩短体检周期。

7. 经常有便血、便秘、腹泻、肛门坠胀或里急后重的情况是患了大肠癌吗

当出现便血、便秘、腹泻、肛门坠胀或里急后重的情况时不必太过惊慌，有许多疾病也会出现上述症状。例如痔、痢疾、炎症性肠病等疾病也会出现便血；便秘分为功能性便秘及器质性便秘，出现便秘症状不一定就是得了大肠癌；肠易激综合征、痢疾、炎症性肠病多数为肛门直肠病变，临床表现也会出现腹泻；有许多盆腔疾病会表现有肛门坠胀感，包括妇科疾病、泌尿系统疾病、肛肠疾病等；里急后重感为直肠刺激症状的一种，但也有上端肠道病变如肠炎，部分盆腔疾病包括妇科疾病、泌尿系统疾病可有此症状。所以出现上述几种症状，应咨询消化科或肛肠科医生进行专业筛查，切勿杞人忧天，给自己增加精神负担。

8. 有什么症状需要注意自己可能患了大肠癌

30岁以上有下列症状时需高度重视，需考虑有大肠癌的可能：①近期出现持续性腹部不适、隐痛、胀气，经一般治疗症状不缓解；②无明显诱因的大便习惯改变，如腹泻或便秘等；③粪便带脓血、黏液或血便，而无痢疾、肠道慢性炎症等病史；④结肠部位出现肿块；⑤原因不明的贫血或体重减轻等。

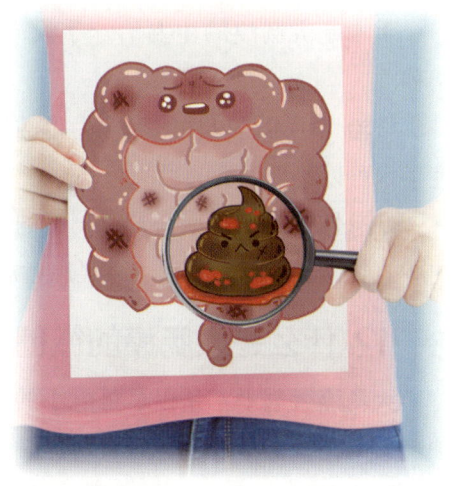

目前大肠癌正出现年轻化趋势，

所以即使年龄在30岁以下，一旦出现上述症状仍然应该去医院就诊。

9. 如何治疗大肠癌

大肠癌主要治疗手段仍为手术治疗，其他辅助治疗还包括放疗、化疗、靶向及免疫治疗等，以手术治疗为主的综合治疗有希望可以根治肠癌。而采用中西医结合治疗，对接受手术、化疗、放疗的患者具有整体治疗效应，在改善症状、减毒增效、劳动力的恢复等方面具有优势，可以提高疗效，延长生存期及改善生存质量。

中医临床对大肠癌治疗主要采取辨证论治、专方验方、中成药治疗、中药灌肠等方法为主。不论中药汤剂还是中成药，在与手术、放疗、化疗、靶向、免疫治疗的联合使用中仍处于从属地位。即西医为主，中医为辅的治疗原则。通过中医师的辨证论治，可以充分发挥中药不良反应少、抗癌效果好等优势，使中医药在大肠癌的治疗中发挥更为重要的作用。

10. 什么是大肠癌的多学科综合治疗

大肠癌的多学科综合治疗（MDT）是指根据患者的不同病情（如疾病的不同阶段、发展趋向、患者的具体情况等），制订合理的个体化治疗方案（手术、放疗、化疗、分子靶向治疗、免疫治疗、中医治疗等），以帮助患者从治疗中得到最大化的获益。这不仅是现有的、最有效的治疗策略，也是肿瘤治疗的发展趋势。

11. 大肠癌是怎么手术的

手术是大肠癌的主要治疗手段，按照治疗的目的可分为根治性和姑息性两种。

根治性手术是以根除疾病为目的的外科手术，绝大多数早期患者通过根治性手术可以达到根治的目的。

姑息性手术则是指为了以下目的切除原发病灶或转移病灶的手术：减轻体内肿瘤负荷，解除并发症，减轻患者痛苦，提高生活质量，延长生存期。

12. 什么是大肠癌的微创手术

大肠癌微创手术是以尽可能小的创伤达到治疗疾病的目的，打破了手术必须剖腹的传统外科观念，但其前提必须以肿瘤治疗为基本原则。它以最小切口创伤完成原需大伤口才能完成的手术，具有创伤小、康复快、并发症小等优点。目前，大肠癌微创手术主要有内镜微创手术和腹腔镜手术。

13. 什么是化疗？什么是新辅助化疗

化疗即化学治疗，是通过化学药物杀伤身体各处的肿瘤细胞，因此在治疗的多个阶段都发挥着重要的作用，属于全身治疗。新辅助化疗是指在局部治疗（如手术或放疗）前所做的全身化疗，目的是使肿瘤缩小、及时杀灭看不见的转移细胞，以利于后续的手术、放疗等治疗。

14. 什么是术后辅助化疗

部分患者在原发肿瘤未治疗前肿瘤细胞就已播散于身体其他部位，但是临床检查无法观测到。因此，在手术消除局部病灶后，若配合全身化疗，就有可能消灭体内残存的肿瘤细胞，这种在手术后进行的化疗叫辅助化疗。其目的是为了杀灭看不见的微转移病灶，减少复发和转移，提高治愈率，延长生存期。

15. 什么是姑息性化疗

对于部分晚期肠癌患者，虽然不能进行手术切除，但肿瘤的存在给患者带来了很多痛苦。此时，可以通过化疗使肿瘤缩小，缓解患者症状。这种治疗方法称为姑息性化疗。研究证实，姑息性化疗能有效延长晚期肠癌患者的生存时间和肿瘤复发时间。

此外，研究还证实，采用有效、低毒的化疗药物维持治疗可以使晚期大肠癌患者进一步获益，包括使患者保存后续治疗的机会，降低肿瘤进展风险，并可能最终延长生存时间。

16. 什么是分子靶向治疗

所谓分子靶向治疗，就是在细胞分子水平上，药物有选择性地与人体内肿瘤细胞的致癌位点特异结合，使肿瘤细胞特异性死亡。其本质上属于生物治疗，与化疗有本质的区别。与传统治疗癌症的方式相比，分子靶向治疗能够分清"敌我"，既能有选择

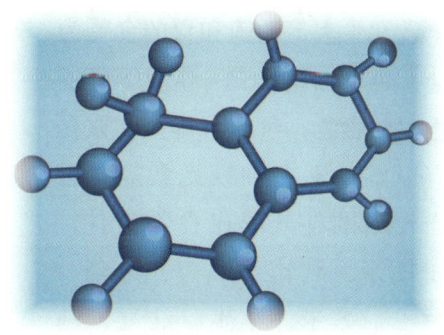

性地高效杀伤肿瘤细胞,又不会波及正常组织细胞,毒性低、疗效好,所以分子靶向治疗又被称为"生物导弹"。

17. 哪一些大肠癌患者需要进行分子靶向治疗

在大肠癌治疗领域,分子靶向药物主要用于治疗晚期结肠癌患者,即不能手术切除或有转移的患者。

目前,治疗大肠癌的分子靶向药物主要包括两类,一种是针对血管内皮生长因子(VEGF)的靶向药物,主要有贝伐珠单抗,该药应用前可无需进行基因突变或生物标志物的检测;另一种是针对表皮生长因子受体(EGFR)的靶向药物,主要有西妥昔单抗和帕尼单抗,这类药物在应用前需检测肿瘤的 RAS 或 KRAS 基因是否存在突变,如果有突变,则不能应用这类药物。

18. 什么是免疫治疗

免疫治疗更多指的是通过各种方法、药物来促使人体内的免疫系统识别体内的癌症细胞,同时增加免疫系统消灭癌症细胞的效能。对于肠癌来说,目前应用更多的是一些免疫检查点抑制剂的药物。而在国内已经被批准上市,有帕博利珠单抗和卡瑞利珠单抗等相关的一些药物。所以建议患者在确诊以后,一定要听从专业医师的意见,根据相关的规范和指南,来进行抗肿瘤的治疗。

19. 大肠癌患者如何通过饮食加速手术或化疗后恢复

根据患者的体质进行选择。

脾胃不和型:饮食需遵循健脾和胃、降逆止呕的原则,以藕、番茄、胡萝卜、莲子、山药、木瓜、粳米、栗子、鸡肉、鲤鱼、羊乳和牛肉等健脾和胃的食物为佳,也可加用橘皮、生姜等降逆止呕的食物;气血亏虚型:饮食应以维生素 C 和铁元素等含量均较高的补气养血食物为佳,如粳米、鸡肉、牛肉、山药、大枣、黑米、花生、红豆、乌

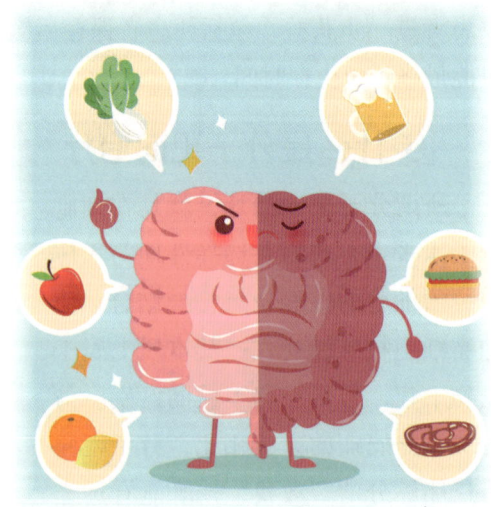

鸡、动物肝脏、菠菜、番茄、枸杞子和桑椹等；肝肾阴虚患者饮食以藕汁、核桃、黑豆、黑芝麻、黑米、黑木耳、甲鱼、鸡汤、牛奶、动物肝脏、葡萄、猕猴桃、阿胶、骨髓汤等填精益髓、补益肝肾的食物为主。

20. 大肠癌可以预防吗

大部分大肠癌是可以很早就发现的癌症，通常由腺瘤变腺癌需要10年时间，所以通过积极的体检可以发现癌前病变或者早期病变，越早发现并进行治疗，越早获益。

同时在生活上应做到情绪乐观，起居有节，饮食富于营养而易于消化，禁烟酒，少吃辛辣刺激和油炸、高脂肪的食物，增加新鲜水果、蔬菜的摄入，保持大便畅通。避免不良精神因素的刺激；改变不良的饮食结构、饮食习惯，如控制脂肪摄入，增加纤维膳食；积极锻炼，增强体质，提高免疫力，自我放松；积极治疗慢性肠道疾病，痔、便血患者定期做直肠指诊等筛查；养成定时排便的习惯，注意排便习惯和粪便性状的改变等，有助于大肠癌的预防和早期发现。

21. 大肠癌的病人多吗

在2020年世界卫生组织国际癌症研究机构（IARC）发布的2020年全球最新癌症负担数据（全球185个国家36种癌症类型）中，结直肠癌发病人数为1931590（占比10%），位居全球各类癌症发病率第三位，死于结直肠癌的人数为935173（占比9.4%），位居全球癌症死亡人数第二位。在中国，结直肠癌发病人数为555477（占比12.2%），位居全国各类癌症发病率第二位，死于结直肠癌的人数为286162（占比9.5%），位居全国癌症死亡人数第五位。

22. 低位直肠癌都要切除肛门吗

随着科学技术数十年的发展，现今腹腔镜较好的术野显露优势、吻合器的应用、全直肠系膜切除技术和新放疗技术的开展，更多的低位直肠癌患者在得以保留肛门的同时保证较低的环周切缘阳性率。保留肛门的低位直肠前切除术（low anterior resection，LAR）的开展，使超过70%的患者得以保留肛门、避免永久性造口。

23. 什么是前切除综合征或低位前切除综合征

在低位或超低位的直肠癌低位直肠前切除术后，出现的一系列排便相关肠道功能改变引起生活质量下降的症状群，称为前切除综合征（anterior resection syndrome，ARS）或低位前切除综合征（low anterior resection syndrome，LARS）。

根据2020年国际共识，定义LARS需同时满足以下3个先决条件：①患者必须进行了保留肛门括约肌的直肠前切除术（AR或LAR）；②术后有以下其中至少一种症状；③术后因为所出现症状导致以下至少一种后果。

8种症状包括：①肠功能易变/不可预测；②间断性排便；③排便频率增加；④反复排便疼痛；⑤排空困难，包括因任何原因难以排空肠道，感觉肠道在排便后未完全排空，并且需要多次返回厕所以排空肠道；⑥排便急迫，需要冲到厕所排便和/或无法控便；⑦大便失禁，定义为大量粪便物质的意外排出；⑧遗粪，少量肠内容物不自主地排出，污染衣服或卫生用品。

8种后果包括：①厕所依赖；②过于关注肠功能；③对肠功能不满意；④需要使用应对策略来管理肠功能；⑤影响心理和情绪健康；⑥影响社交和日常活动；⑦影响亲密关系。

24. ARS或LARS很严重吗

虽然大部分患者的肠道功能会在术后随着时间的推移而得到改善，但仍有部分患者难以耐受这种异常的肠道功能而寻求永久性的腹壁造瘘，有些重度的肠道功能改变可能持续终身，严重影响了患者的术后生活质量。因此，早期的干预评估及康复治疗有助于缩短康复时间，改善患者的术后生活质量。

25. 怎么知道ARS严不严重

选择合适的ARS特异性评估量表显得十分重要，目前最常用的评估肛门功能的量表为Wexner便秘与失禁评分。Wexner便秘评分（附表2）用于评估便秘程度，最低分0分，最高分30分；Wexner失禁评分（附表3）用于评估失禁程度。然而大便失禁仅为ARS的一个症状，单纯使用失禁量表很难准确地评估ARS病情，专门的LARS量表（附表4）是一种简单易用的排便功能评分工具。专门的LARS量表最初于2012年由丹麦学者Emmertsen K提出，并在欧洲大型多中心国际临床研究中得到验证并广泛应用，中文版由我国学者曹玉兰等汉化，专门用于评估直肠低位前切除术后患者的排便功能。胃肠生活质量表（GIQLI）（附表5），适用于所有消化道疾病患者的胃肠道功能障碍评估，一般用于胃癌患者，其内容包含了36项条目，分为4个维度（自觉症状、躯体生理功能、生理情绪状况和日常功能），涉及患者症状、情绪变化以及生活受影响程度等。

26. 什么是肛管直肠测压

肛管直肠测压是将压力测定装置置入直肠内，令肛门收缩与放松，检查内（外）括约肌、盆底、直肠功能与协调情况，为分辨出口梗阻型便秘的类型提供帮助的一种检查方法。

肛门内、外括约肌是构成肛管压力的解剖学基础。在静息状态下，约80%肛管压力是由内括约肌张力收缩所形成，其余20%是由外括约肌张力收缩所构成。在主动收缩肛门括约肌的情况下，肛管压力显著升高，其产生的压力主要由外括约肌收缩所形成。因此，在静息及收缩状态下测定肛管压力，可了解肛门内、外括约肌的功能状态。

在测定肛管直肠压力的同时，还可测定直肠肛管抑制反射、肛管高压区长度（亦称肛管功能长度）、直肠感觉容量及最大容量、直肠顺应性等多项指标。

肛门失禁患者肛管静息压及收缩压显著下降，肛管高压区长度变短或消失。

27. 西医治疗LARS有什么手段呢

经肛门灌洗治疗和由盲肠处行顺行性灌肠是治疗慢性便秘或排便失禁的一种方法。有些病人经过这些治疗可有效地治疗LARS，并在一定程度上证实了其安全性，但仍需要更多的研究进一步验证。

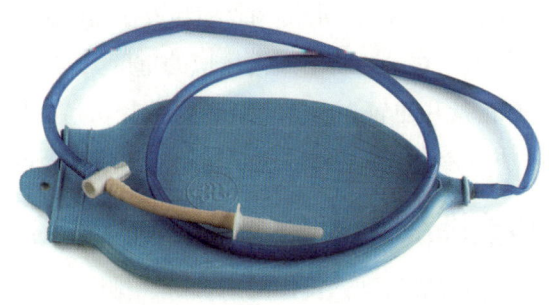

骶神经刺激（sacral nerve stimulation，SNS）的标准治疗分为效果评估阶段和刺激器永久置入阶段。其机制可能是骶神经的刺激增加了结肠的逆行性运动，同时减弱了结肠的顺行性运动，骶神经的刺激通过肛门括约肌收缩来增加肠管静息压，使残余控粪能力增强，从而改善排便失禁的症状。但 SNS 也存在感染、电极位移、疼痛、肠功能异常等并发症。经皮胫神经刺激（percutaneous tibial nerve stimulation，PTNS）是一种侵入性神经调节技术，机制与骶神经刺激疗法一样，经由胫骨后神经逆向刺激了盆腔神经，其用于治疗 LARS 也得到了临床验证。有研究显示，与 PTNS 相比，SNS 可能可以显著改善肠道功能和提高生活质量，但其优劣性还需要长期随访和临床试验进一步验证。

28. 盆底康复训练包括哪些？效果好吗

盆底康复（pelvic floor rehabilitation，PFR）包括盆底肌训练（pelvic floor muscle training，PFMT）、直肠球囊训练（rectal balloon training，RBT）和生物反馈训练（biofeedback，BF），其对 ARS 患者的治疗已经被证实是安全有效的。已有学者为评估 PFR 在改善直肠癌术后肠道功能方面的有效性做了一项系统评价，其结果显示 PFR 治疗后患者的失禁评分显著提高。

盆底康复对于改善直肠癌术后的肠道功能的结果是客观的，但如何制订个体化的方案和训练持续时间仍需继续探索。

29. 盆底康复是怎么治疗 LARS

PFMT 主要是指导患者有意识地主动收缩肛门括约肌，收缩肛门和排便动作交替。PFMT 通过盆底肌群的收缩锻炼来改善粪便漏出等肠功能障碍，从而提高患者的控便能力。RBT 通过直肠球囊扩张程度的渐进性改变来改善直肠敏感性。BF 是一种使用电子设备，以视觉和听觉信号的形式让患者通过屏幕感知或者理解，从而使大脑建立与盆底肌群之间的联系，重建或者修复已经受损的神经反馈通路，提高大脑对盆底肌群协调收缩和放松的能力。BF 降低了直肠扩张和收缩感的辨别阈值，对于药物治疗无反应的重度大便失禁，ARS 患者建议采取 BF。BF 在临床的应用也较为广泛，但 BF 在国内的应用仍未广泛开展，国内的结直肠外科医师多会建议患者术后尽早开始盆底肌功能锻炼和缩肛运动。

30. 排便功能训练有哪些？能治疗 LARS 吗

排便功能训练包括缩肛运动、排便反射训练、排尿中断训练等，能有效改善保肛术后患者的排便功能，减少排便次数，提高控便能力，延长控便时间，提高生活质量。

较合适的排便姿势是采取蹲坐的姿势，身体前倾，抬高臀部，从而保证更生理性的排便姿势，拉直肛门直肠角，避免盆底肌肉的紧张。

31. 益生菌能治疗 LARS 吗

有学者做了一项评估益生菌治疗 LARS 疗效的研究，研究显示安慰剂组和益生菌组之间肠功能改善无显著差异。入组患者在研究期间每日肠道活动次数均有所改善，即在没有治疗的情况下，排便状态通常随着时间的推移而改善，益生菌的使用并未改变与 LARS 相关的术后肠功能。因此，益生菌治疗并不像是关键性治疗。

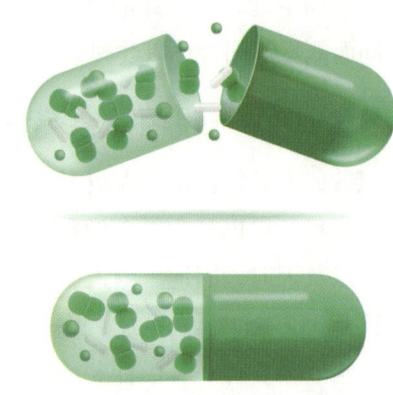

32. 还有什么药物可以治疗 LARS

LARS 发生的一个重要原因是 LAR 切除吻合术后新直肠的高反应性，其排便次数增多的症状有些类似于腹泻型肠易激综合征（diarrhea-irritable bowel syndrome，IBS-D），而 5-TH3 受体拮抗剂因其可以减慢结肠运转，钝化胃结肠反射和降低直肠敏感性。雷莫司琼用于治疗便频、排便失禁型 LARS 的男性患者取得了较好的临床应用效果，但仅推荐用于男性患者。在几种类似药物中，雷莫司琼可能是治疗 IBS-D 患者最有希望的药物之一。因此，雷莫司琼用于便频、排便失禁型 LARS 的治疗值得期待。

33. LARS 患者会存在心理障碍吗？对病情有影响吗

有研究发现，直肠癌保肛术后的患者焦虑、抑郁等负面情绪的发生率较高，且会对患者的排便功能存在影响。护理人员应主动与患者进行沟通，为患者讲解保肛术后可能出现的肠道症状、原因及目前采取的护理干预措施，介绍较成功的案例对患者进行有效的心理疏导，增强其战胜疾病的信心，同时加强与家属的联系，提高患者的社会支持。

34. 中医如何认识 ARS 或 LARS

从中医角度来看，本病属"便秘""泄泻"等疾病的范畴，以排便次数增多、排便频率增加等为表现的 ARS 可归类为中医"泄泻"范畴，以排便困难、排便不尽感等为表现的 ARS 可归类为中医"便秘"范畴。ARS 需综合治疗，主要治则治法则根据主要症状的不同进行区分，主要有益气健脾、温补脾肾等治法。扶正固本的思想贯穿治疗的始终，根据患者各脏腑的气血阴阳状态和证型的不同而侧重不同，总以健脾益气为基础，调理气机为大法。

35. 中医一般用什么方法治疗 ARS 或 LARS

ARS 或 LARS 多表现为腹泻与便秘交替出现，伴腹胀、腹痛、排便里急后重感等症状，可以分为腹泻型和便秘型。根据急则治标，缓则治本，亦可标本兼治，以及因时、因地、因人制宜的原则，中医采取的治疗方法主要有中药口服、针刺、艾灸、耳穴贴压、中药熏洗等，针对不同病例联合使用往往比单用一种疗法效果更佳。其中针灸治疗可根据不同的患者、不同的症状对穴位及方药的药味选择进行加减，这种个体化治疗会给患者带来更好的疗效。另外，中西医结合治疗可让患者进一步获益。

治疗上，针灸治疗是中医治疗方面一大特色，其机制大致为产生抗炎、产生免疫抗体、调整胃肠功能。针灸治疗的疗效与干预时间的早晚密切相关，即越早治疗，效果越好。针刺可双向调节胃肠蠕动，修复肠道黏膜损伤，进而改善胃肠吸收、分泌等功能，减轻消化道水肿，缓解腹泻、便秘、腹胀等症状。

腹泻型的病因主要为脾肾阳虚，治疗上多以温阳扶正为主。针刺中脘、天枢、脾俞、胃俞、大肠俞、足三里、三阴交、长强穴可减少患者白天及夜间排便次数，艾灸神阙、关元、足三里、肾俞、脾俞、三阴交穴，穴位贴敷神阙等可改善腹泻症状。但目前来看，联合治疗的效果要比单一的口服或外治疗效理想。

便秘型的病因主要为气血虚弱，治疗上多以益气补血温阳为主。治疗可选电针疗法，近部取天枢、中脘穴以理气和胃、消食导滞；远部取上廉、下巨虚穴防止肠腑气机紊乱。除此以外，推拿、穴位埋线、穴位贴敷、灌肠等可改善便秘症状。但目前来看，联合治疗的效果要比单一的口服或外治疗效理想。

七、尿失禁 （漏尿）

1. 什么是压力性尿失禁

压力性尿失禁指当打喷嚏、咳嗽、大笑、举重物等使腹压增高时，膀胱内的压力大于尿道的阻力，出现尿液不自主地自尿道口漏出的现象，这是因为支持膀胱颈和/或尿道的盆底组织张力减弱或尿道本身的缺陷所致。这种漏尿多在直立体位时发生，多见于经产妇和男性前列腺手术后。压力性尿失禁的形成原因可能是因为肥胖、过度劳累、生产导致骨盆肌肉松弛、生育时骨盆会阴部肌肉损伤，或是更年期的妇女在停经后，因激素缺乏导致骨盆会阴部肌肉的萎缩、松弛。

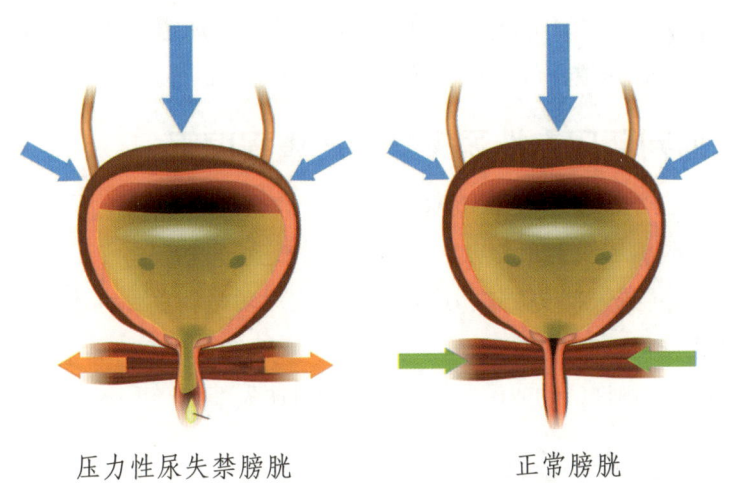

压力性尿失禁膀胱　　　正常膀胱

2. 其他类型的尿失禁有哪些

除了压力性尿失禁，还有急迫性尿失禁、充溢性尿失禁、混合性尿失禁、真性尿失禁。

（1）急迫性尿失禁：当有强烈的尿意时，不能由意志控制而尿液经尿道流出的尿失禁，特点是尿急、尿频、夜尿，不能自主控制排尿、控尿时间极短，在正常饮水下排尿间隔通常小于2h。急迫性尿失禁分两类，一是运动急迫性尿失禁，常见于膀胱以下尿路梗阻和痴呆、帕金森病等神经系统疾病，系逼尿肌无抑制性收缩，使膀胱内压超过尿道阻力所致；二是感觉急迫性尿失禁为膀胱炎性刺激引起的一个症状。

（2）充溢性尿失禁：常有少量尿液自充盈膀胱间断流出，膀胱没有感觉，又称为假性尿失禁，是由于慢性尿潴留或膀胱挛缩使膀胱内压超过尿道阻力时引起的溢尿。病人不时地滴尿，排尿不能成线，腹压增加可加重漏尿，特点表现为尿频、尿淋漓不尽、尿残留。

（3）混合性尿失禁：指压力性与急迫性尿失禁都存在的一种尿失禁，患者通常表现为身体活动（如运动、打喷嚏）后出现漏尿，并且感觉急迫以至于来不及上洗手间，更糟糕的是症状间有相互影响、相互加重的倾向。

（4）真性尿失禁：真性尿失禁分为尿道源性和尿道外性。尿道源性多是由尿道外括约肌严重缺陷和损伤所致，尿道外括约肌就像一个阀门，关闭后尿液不能随意流出，而尿道外括约肌严重缺陷和损伤表现为持续的昼夜尿失禁，几乎没有正常的排尿。多见于神经源性膀胱（neurogenic bladder，NGB）、女性产道产伤以及前列腺手术引起的尿道外括约肌损伤等。尿道外性是指漏出道是其他腔道，如输尿管异位开口于前尿道或阴道、膀胱阴道瘘。

3. 如何判断压力性尿失禁的严重程度呢

（1）轻度：尿失禁发生在咳嗽和打喷嚏时，一般活动情况下无尿失禁，只有在腹压骤增时偶尔发生尿失禁，不需要使用尿垫。

（2）中度：尿失禁发生在快步行走、起立活动等日常活动时，存在频繁尿失禁，需使用尿垫。

（3）重度：稍许活动或卧床体位变化即有尿失禁，严重影响生活及社交。

4. 为什么尿失禁又称"社交癌"

"社交癌"是"不致命的社交型癌症"的简称，是尿失禁的另一种说法，主要表现是不分时间、地点地漏尿，自己不能完全控制地漏尿，且常常发生在咳嗽、大笑、跑步等时候。尿失禁成了很多患者的难言之隐，因为担心不小心尿湿裤子而不敢参加社交活动，并且产生焦虑和沮丧等各种不良情绪，严重影响患者

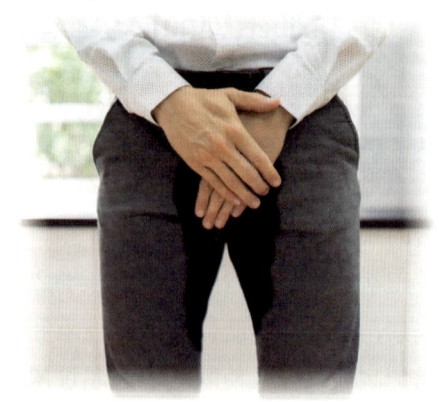

正常的人际交往。从心理角度定义,尿失禁被称为"社交癌"。

5. 是什么原因引起的尿失禁

(1)中枢神经系统疾患:如脑血管意外、脑萎缩、脑脊髓肿瘤、侧索硬化等引起的神经源性膀胱。

(2)手术:如前列腺切除术、膀胱颈部手术、直肠癌根治术、子宫颈癌根治术、腹主动脉瘤手术等,损伤膀胱及括约肌的运动或感觉神经。

(3)尿潴留:前列腺增生、膀胱颈挛缩、尿道狭窄等引起的尿潴留。

(4)不稳定性膀胱:膀胱肿瘤、结石、炎症、异物等引起不稳定性膀胱。

(5)妇女更年期:女性更年期后雌激素水平下降,导致黏膜、筋膜和韧带对膀胱的支撑能力下降,从而容易出现漏尿的症状。

(6)盆底支持结构损伤:如子宫脱垂、膀胱膨出等引起的括约肌功能减弱。

6. 尿失禁与哪些因素有关

白带不干净表示阴道有炎症,炎症会波及尿道,导致尿路感染,所以会有尿频、尿急、尿痛、有强烈的尿意时不能由意志控制而尿液经尿道流出的症状。以前的老人多从事体力劳动,对漏尿有一定的预防作用。运动和吃饱饭会使肚子里的压力增大,挤压膀胱,使膀胱的容量缩小。

7. 剖宫产术后或产后张腿是否会导致尿失禁

剖宫产术后患者尿失禁与手术无关,主要是因为妊娠造成神经、肌肉和结缔组织被压迫、拉伸或撕裂,进而造成盆底进一步损伤。产后张腿不会导致漏尿,控制张腿的肌肉主要是大腿肌肉。

8. 为什么妊娠和产后容易出现尿失禁?该如何预防

妊娠期比妊娠之前更常出现尿失禁,许多女性在妊娠期首次出现漏尿症状,大多数妊娠时出现尿失禁的女性有70%在生完孩子后会缓解。避免产后尿失禁重在预防,首先要做好产前保健,在妊娠期间进行盆底肌锻

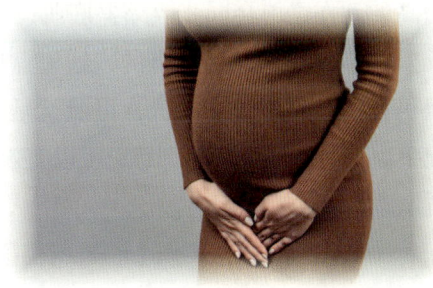

炼有助于降低漏尿风险。其次，正确处理分娩，产妇不到子宫口开全时不要过早地用力。当会阴切开或有裂伤时，产妇要配合医生及时修补。产后避免过早负重和增加腹压，做好产后保健操，促进盆底组织的修复。产后尿失禁是因为分娩导致骨盆肌肉松弛、生育时骨盆会阴肌肉损伤。除了站立以外，提重物、排便、咳嗽等增加腹压的动作也会导致尿失禁。

9. 为什么盆底肌力评估正常，但还是出现尿失禁呢

盆底肌力评估是通过阴道电极采集整个盆底肌肉综合肌电信号，主要为两侧的耻尾肌，并不特异性针对尿道周围的肌肉，而压力性尿失禁多与膀胱下移和尿道外括约肌损伤相关。盆底肌虽然肌电值正常，但也会因缺乏锻炼而功能下降，更需要加强盆底肌训练提高其功能。

尿失禁的原因多种多样，盆底筛查结果正常，需要从以下几个方面找原因。

（1）结缔组织受损：阴道、肛提肌及其周围的筋膜韧带和前后的骨性结构共同构成了盆底的"吊床"样结构。正常情况下，当咳嗽、打喷嚏等使腹压增加时，肛提肌会非常迅速地收缩，周围的筋膜、韧带会拉紧"吊床"结构，尿道被压扁，尿道内压增加，能抵抗升高的腹内压，从而控制尿液排出，尿液不会溢出；如果"吊床"结构被破坏，肛提肌松弛、韧带或筋膜弹性降低，当腹压增加时，尿道不能正常闭合而增加抗力，漏尿就会发生。

由此可见，当腹压增加时，膀胱内压增加，这时候需要盆底肌、筋膜韧带协同合作来增加尿道内压，只要尿道内压大于膀胱内压，就不会有尿液漏出。也就是说，如果盆底肌没问题，仍然出现漏尿的情况，有可能是周围的筋膜、韧带等结缔组织受损了，而筋膜、韧带的异常盆底筛查是无法检测出来的。这种情况，仍然需要进行盆底肌训练，增强盆底肌肌力可代偿筋膜、韧带张力的不足，让"吊床"结构变得更加稳固。

（2）控尿反射减弱：肌肉的活动是离不开神经支配的。正常人在发生腹压增高的动作之前会同步收缩盆底肌，这一技巧称为"The Knack"，而这一神经反射被称为控尿反射。有的人通过盆底康复，"吊床"支持结构已恢复正常，但仍存在咳嗽漏尿的情况，可能就是因为咳嗽时不能同步收缩盆底肌。这种情况下，通过控尿反射的训练，可以有效改善漏尿症状。咳嗽前可先收缩盆底肌，再咳嗽。

（3）激素缺乏：尿道上皮、尿道括约肌系统、尿道括约肌支持系统中都存

在大量的雌激素受体和孕激素受体。雌激素可促进尿道上皮的成熟,促进尿道黏膜下血管的生成。随着年龄的增长、激素水平的下降,尿道的黏膜会出现萎缩的情况,尿道黏膜下的血管也变得稀少,这样就会导致尿道封闭的力量变得更弱,尿道的张力也会随之下降,自然就没有办法应对比较强的外力。因此,当咳嗽、打喷嚏等腹压突然增加时,就会出现漏尿情况。这就好比水龙头就算拧紧了,但如果出水地方的橡胶垫没有封闭好,也会出现漏水的情况。

绝经后压力性尿失禁患者,补充雌激素对患者的临床症状有着显著的改善作用,而卵巢早衰、绝经过早的妇女,压力性尿失禁发病率较正常年龄绝经的妇女显著提高。

(4)尿道括约肌缺陷:女性尿道括约肌是由尿道横纹肌、括约肌、尿道平滑肌括约肌和尿道固有膜等结构,共同参与组成的一个构造精细而有序的尿道括约肌复合体或称尿道括约肌系统,而尿道括约肌系统解剖或功能缺陷也会导致压力性尿失禁的发生。

10. 男性为什么会尿失禁

男性尿失禁的最常见原因就是前列腺疾病,对于年轻的男性尿失禁常常是前列腺炎导致的症状。前列腺是膀胱出口处围绕尿道一周的腺体,如果前列腺出现疾病,就会导致膀胱内尿液发生潴留。

再有就是医源性的男性尿失禁,比如说经尿道的前列腺切除手术,损伤了尿道括约肌,就会导致男性的真性尿失禁,尿液会不自主地从尿道流出来。

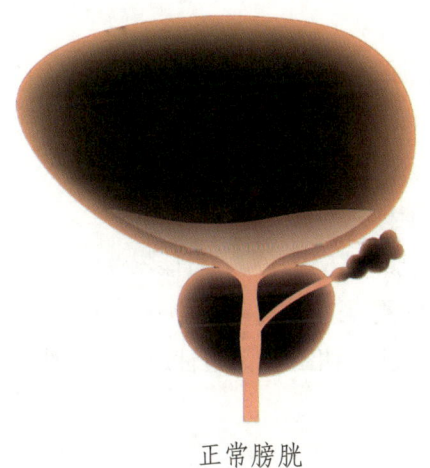

正常膀胱

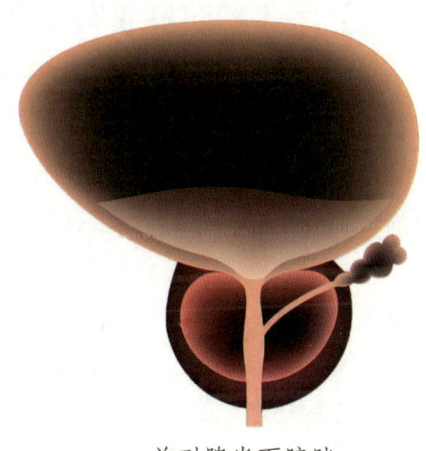

前列腺炎下膀胱

急性前列腺炎的患者就会导致潴留的尿液直接从膀胱出口流出，从尿道溢出。其次，前列腺增生的患者因为增大的前列腺突入膀胱内，同样导致膀胱出口梗阻，膀胱内出现过多残余尿、尿潴留，大量的残余尿不能有效地排出，膀胱又处于慢性扩张状态，当膀胱过度充盈之后，尿液也会不自主地溢出，这也是男性尿失禁的原因。再有就是医源性的男性尿失禁，比如经尿道的前列腺切除手术损伤了尿道括约肌，就会导致男性的真性尿失禁，尿液会不自主地从尿道流出来。

11. 为什么尿失禁患者常伴有子宫脱垂呢

子宫脱垂属于盆腔脏器脱垂，和尿失禁均属于盆底功能障碍性疾病。女性的盆底是一个整体，它支撑着盆腔的脏器，盆腔的脏器包括子宫、卵巢、输卵管、肠道、尿道等。盆底的支撑功能如果出现问题，就会影响到盆腔脏器的各种功能，而尿失禁常合并盆腔脏器脱垂的发生。

12. 每次尿量不多，夜尿次数多是什么原因

女性夜尿多属于尿频，多见于尿路感染、慢性膀胱炎和膀胱过度活动症等。尿路感染、慢性膀胱炎以抗生素治疗为主，膀胱过度活动症在中青年女性中比较多见，治疗上可给予毒蕈碱型受体阻断剂，部分病人有效。

男性出现夜尿增多，常见的原因有尿道炎、前列腺炎、前列腺增生，甚至是前列腺肿瘤，需要通过前列腺液常规检查、尿常规检查、彩色超声检查、直肠指检等来明确引起夜尿增多的具体原因。

13. 尿失禁对健康有什么影响

（1）影响生存质量：尿失禁导致憋不住尿，走到哪儿都要去找厕所，有的时候一咳嗽就会漏尿，甚至一些严重的尿失禁患者身上会戴着尿布，且身上可能会伴随着异味。患者往往易沮丧、自卑，不想跟人接近，影响其社交，长久以往可能就会脱离社会，所以有些人将尿失禁称为"社交癌"。

（2）性功能障碍：性行为过程中的尿失禁（性交尿失禁）可能累及多达1/3的尿失禁患者，并且患者也害怕在性交中发生尿失禁，这些都进一步造成了尿失禁相关性功能障碍。与不伴尿失禁的尿急或尿频相比，急迫性尿失禁对性功能的不良影响更大。

（3）产生并发症：因潮湿和刺激引起的会阴感染（如假丝酵母菌感染或蜂窝织炎），以及跌倒和骨折，与无泌尿系统症状的女性相比，年龄较大的尿急或急迫性尿失禁女性的跌倒概率增至 1.5 ~ 2.3 倍。

（4）加重照料者负担：尿失禁患者的其他日常生活能力欠佳，因此他们更加需要照料者的协助，也渐成为照料者的负担，部分长者入住养老院的原因是尿失禁。

14. 患者有尿失禁，除了做盆底肌评估还需要做其他什么检查来明确病因

常规需要妇科检查、尿液检查和超声检查，有条件的可以做尿流动力学检查。

15. 尿失禁为什么需要做尿流动力学检查

尿流动力学检查可以检测患者储尿及排尿的动态过程，在临床上可以直接探究患者产生泌尿系统症状时的生理状况，是泌尿外科医生诊断泌尿系统疾病的强有力的工具。尿流动力学检查可以获得患者尿道括约肌的长度及压力分布、膀胱储尿及排尿时的压力变化、逼尿肌和括约肌的协调程度和排尿时的尿流率，还可通过检查了解压力性尿失禁患者用力时膀胱压超过尿道压的生理过程，故此检查可为临床医师提供翔实的临床信息，有助于医师做出最准确的诊断。

检查时患者经尿道置入膀胱测压管及肛管，如果怀疑患者有神经泌尿方面的病变，还可在肛周贴上电极片，如此方能获得所有信息。

最主要的原因是同样的泌尿系统症状可能是由于不同的疾病所引起的，如果不加区别，治疗可能使病情更加恶化。比如女性尿失禁可能是由于盆底肌肉松弛所引起的压力性尿失禁，也可以是膀胱过度活动所引起的急迫性尿失禁，如果都施以吊带手术，前者的症状可以得到大大改善，而后者就不同了。尿流动力学检查通过对排尿功能的检测，不但为排尿功能障碍性疾病的诊断提供临床依据，还可以为如何治疗及治疗效果的预判提供客观材料，是目前临床上诊治下尿路功能性疾病的常用检查方法。此外，它对排尿生理学、神经泌尿学以及相关的药理学研究也有十分重要的科研价值。

16. 什么是会阴痛？会阴痛是由尿失禁引起的吗？应该怎样治疗

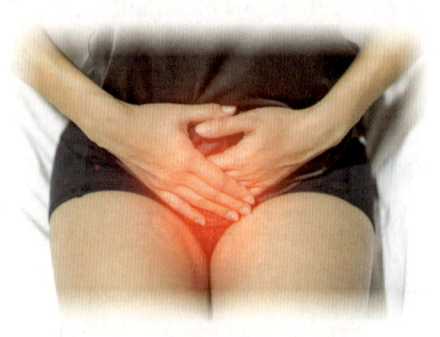

会阴痛是由多种原因引起或者原因不明的阴道口、阴蒂根部、阴唇、尿道口、肛门、直肠及其周围组织的疼痛。疼痛常表现为刺痛、烧灼感、瘙痒感、坠胀感、抽动感，也表现为痛觉敏感或麻木感。疼痛和感觉异常可波及腹股沟区、大腿内侧、臀部和下腹部，单侧发作多见，双侧少见。部分严重的患者还伴有会阴部的功能失常（便秘、排便痛、排尿延迟、尿频、尿急、尿痛和性功能障碍），以及不同程度的心理疾病，甚至抑郁表现等。会阴痛是躯体与交感神经系统的疼痛综合征，会阴痛是疼痛科医生在临床中常碰到的疾病。会阴痛的患者呈现出逐年递增且逐渐年轻化的趋势。会阴痛以女性多见，男性也可以发生，并不是女性的"专属疾病"，据不完全统计，男女比例为 1/3 ~ 1/2。这种男女差异的出现主要是由女性的生理构造决定的，女性更容易发生感染。此外，绝大部分女性一生中均会经历分娩或者妇科手术等，有可能导致会阴部神经受压迫及损伤从而引起会阴痛。

目前研究显示会阴痛与以下因素有关：①会阴部、盆腔的疾病，如阴道炎、膀胱炎。②盆腔、会阴部手术史，如妇产科手术、肛瘘切除术、痔结扎手术。③盆腔、会阴结构异常，如阴部神经被盆腔异常组织结构压迫。④心理疾病。⑤其他，如糖尿病性周围神经病、原发性会阴神经痛。

治疗建议：①患者可以到疼痛科就诊，经医生的诊断及治疗后，如需进一步到专科就诊则在医生指导下进行即可。②看医生前最好备好有以往诊疗记录的病历本及曾经做过的检查，并将病情发生、发展经过，焦虑的心情，对预后的担心等信息告诉医生。③如果因涉及隐私问题担心门诊人太多而难以启齿，可以告知医生你的担忧，让医生为你创造一个私密的空间进行询问及检查。

治疗方法：保守治疗包括药物治疗、理疗以及心理干预等。药物方面应包括常规的神经痛治疗药物；理疗包括盆底肌肉按摩、电刺激或坐浴等；患者常常伴随心理障碍，所以心理干预应予以重视。目前来看，阴部神经痛的保守治疗效果并不尽如人意。在手术治疗方面，通过手术切开的方式来解除阴部神经的卡压或修复损伤，但是阴部神经变异大、位置较深，所以效果不确切且会造成新的创伤。

17. 尿失禁的保守治疗有哪些

（1）控制体重。

（2）膀胱训练：排尿训练改变个人排尿习惯，有尿意的时候分散注意力，或由他人提醒病人按时间排尿，改变喝水习惯、饮食内容，避免刺激性食物、酒精性饮料。

（3）盆底肌训练：凯格尔（Kegel）运动、生物反馈治疗。

（4）电刺激治疗、磁刺激治疗、子宫托。

18. 除康复治疗以外，尿失禁还有什么好的非手术治疗方法

（1）积极治疗与尿失禁相关的疾病：许多疾病与尿失禁相关，包括心力衰竭、慢性肾脏病、糖尿病、慢性阻塞性肺疾病、神经系统疾病（包括中风和多发性硬化）、抑郁和代谢综合征等，因此应积极治疗这些疾病。

（2）改变生活方式：许多饮料包含咖啡碱（因），尤其是茶、咖啡和可乐，减少咖啡碱的摄入可以改善尿频和尿急症状。规律锻炼可以加强盆底肌力量，减少尿失禁风险。适度减少液体摄入也可以缓解尿失禁的症状，肥胖患者应该积极减肥，戒烟可以改善尿急、尿频和尿失禁。

（3）行为治疗：膀胱锻炼可以改善急迫性尿失禁和混合性尿失禁，但锻炼结束后改善效果随之减弱。盆底肌训练可以改善压力性尿失禁、急迫性尿失禁和混合性尿失禁，改善生活质量，包括凯格尔运动、生物反馈治疗等。

（4）药物治疗：对前列腺增生引起的急迫性尿失禁，服用改善前列腺增生的药物可以改善尿失禁情况。

不同的项目针对不同的病人，有些病人本身存在不适合某些项目的疾病。

19. 做Kegel运动的时候，看上去收缩和放松都还不错，但临床表现还是憋不住尿，如何治疗

重点观察肌力、收缩时间指标。肌力尚可，收缩时间明显延迟，也会导致

尿失禁。可以通过模仿咳嗽，收缩盆底肌动作，训练肌纤维募集速度，"憋不住尿"多是急迫性尿失禁，存在膀胱逼尿肌的过度活动问题，治疗建议采用放松治疗，加上低频（过度活动）电刺激和Kegel模板训练。

20. 压力性尿失禁会不会越来越严重，不做康复训练，能不能等严重了再直接做手术

随着年龄的增长，盆底松弛、雌激素分泌减少和尿道括约肌退行性变等会导致压力性尿失禁越来越严重。

如果说女性在平时工作中受到压力的影响导致尿失禁的话，这种情况对女性来说也是有一定的影响：①这种疾病如果说不引起重视的话，重度的尿失禁会引起阴部发生湿疹、皮炎，严重的会影响到生活和工作，会丧失劳动能力，精神上也会带来一定的创伤；②如果说不进行治疗的话，严重的很可能会出现一些泌尿系统感染，这种情况下最好是能得到正确的治疗，才不会导致疾病的加重，给身体带来严重的危害。

21. 排尿日记是什么用途的

利用排尿日记对尿失禁的症状严重程度进行基线评估，有助于了解患者的液体出入量，医生可据此为尿失禁女性提供合适排尿频率和膀胱容量相关的建议。利用排尿日记还可客观评估尿失禁的严重程度，且可能有助于评估治疗效果。

22. 关于尿失禁手术需要了解什么

尿失禁患者手术前需做泌尿系统彩超，检查残余尿从而明确尿失禁的原因。最重要的是需做尿流动力学检查，可确定尿失禁的类型和尿失禁的程度，其对选择手术方法有很大的指导意义。女性患者还需进行妇科方面的检查，检查是否存在子宫、阴道脱垂或整个盆底松弛。若盆底尿失禁术后还会尿失禁，经过评估后证实尿失禁症状是由于压力性尿失禁引起的，康复训练能起到一定的效果。尿失禁吊带术的材料，目前采用最多的是聚丙烯的复合材料，是一种大网孔、超细的复合材料，和人体发生排斥反应的概率很小，目前数据反映，炎症反应非常轻，并且不会产生明显的排斥反应。

23. 女性压力性尿失禁手术有什么风险

（1）膀胱穿孔。

（2）出血。

（3）排尿困难：多因悬吊太紧引起的。还有部分患者可能与术前膀胱逼尿肌收缩力受损或膀胱出口梗阻有关，而进一步做尿流动力学检查会有所帮助。术后早期出现的排尿困难，可间歇性导尿，明显排尿困难，出现尿潴留需切断吊带，但吊带所产生的粘连对尿失禁仍有治疗效果。

（4）再漏尿：可能由于吊带过松导致尿道压力过低而漏尿，或因为尿路感染而导致急迫性尿失禁。

（5）其他：包括对置入吊带的异物反应或切口延迟愈合、吊带侵蚀入尿道或阴道、肠穿孔和感染等，最严重的是髂血管损伤。

24. 骶神经刺激手术是什么手术？能解决什么问题

骶神经刺激手术又称为膀胱起搏器，是治疗膀胱排尿功能障碍的一种微创、可逆的新型疗法，能解决排尿功能障碍方面的问题，主要治疗保守治疗（口服药物或行为治疗）无效或无法耐受保守治疗患者的尿频、尿急、急迫性尿失禁及非梗阻性尿潴留的症状。

25. 膀胱功能经尿流动力学检查结果比较差，是否有办法改善？是不是年纪大了，膀胱功能都减弱

首先，要明确引起膀胱功能减弱的原因，积极治疗原发病。其次，如果是失禁型的膀胱功能障碍，原则是促进膀胱储尿，一是使用抑制膀胱收缩的药物，二是使用增加膀胱出口阻力的药物，三是膀胱功能训练。如果是潴留型的膀胱功能障碍，原则是促进膀胱排空尿，一是增加膀胱内压与促进膀胱收缩，二是使用药物降低膀胱出口的阻力，三是间歇性导尿。

如果是因为前列腺增生等下尿路疾病导致的排尿功能障碍，老年男性居多。如果是神经源性膀胱，因为神经系统疾病引起的膀胱功能障碍则跟年龄没有什么关联。

26. 对于压力性尿失禁患者，如何进行盆底肌训练

患者的疗效可以从以下几方面来考虑：①患者有没有做家庭训练、依从性

怎么样，盆底肌训练一般建议3～6个月。②有的患者肌肉不耐疲劳，可能会肌肉紧张或转为活跃型或混合型，方案需要及时调整。如果肌肉疲劳了，只有放松下来才能为后面更好地收缩做准备。③排除上面2点，患者如果第一个疗程症状缓解了很多，后面再要有进一步的缓解可能就会比较慢，可以接着做第3个疗程。

27. 盆底康复前没有尿失禁，治疗过程中却出现尿失禁是怎么回事

若在治疗时尿失禁越治越严重，一方面考虑为隐匿性尿失禁，它被隐藏在盆腔器官脱垂中，脱垂造成尿道反折，掩盖了尿失禁的症状，当脱垂有一定缓解后，尿失禁便出现了，此种情况是说明盆底康复有效，继续治疗即可。另一方面，考虑患者可能在盆底康复中出现肌肉过度疲劳，建议做一下盆底肌评估，根据评估结果看是否需要在盆底康复方案中增加放松训练和/或减少每周盆底训练次数，最后与患者交流一下家庭盆底训练情况及生活中是否有慢性增加腹压的行为。

28. 高血压尿失禁患者能做电刺激、磁刺激吗

目前，没有证据表明高血压患者不能做电刺激、磁刺激，建议高血压尿失禁患者在治疗过程中密切观察，如有不适，立即停止即可。对于血压不稳定的患者应用降压药系统地治疗高血压，待高血压稳定后再做盆底康复。

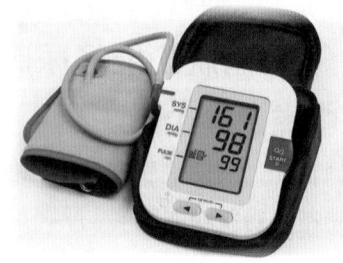

29. 与年轻女性产后尿失禁相比，更年期尿失禁治疗效果如何

两者通过盆底生物反馈治疗均能得到不错的治疗效果，相比之下，年轻女性各项功能情况都较好，因此其疗效较为明显且见效很快。而更年期女性由于雌激素水平降低，导致肌肉弹性纤维的缺失，使得盆底肌基线水平较差，因此在疗程上需要相应地延长，另外一定要多做家庭盆底康复训练，以提高疗效。

30. 为什么尿失禁症状改善了，但是盆底肌力却未提高

出现这种情况关键是要看患者做凯格尔模板训练的时候能否很好地完成，在训练过程中，盆底肌疲劳且还没有完全恢复，所以再次评估的时候，感觉肌力没有提高，这是可能发生的。而对于部分过度活动的盆底肌，初期训练没有解决放松的问题，肌力是很难提升的。此外，有的患者漏尿、便秘可能已经一二十年，需要循序渐进，切不可操之过急。

31. 如何延缓尿失禁的发展

（1）良好的心态：要有乐观、豁达的心情，以积极平和的心态面对生活和工作中的成功、失败、压力和烦恼，学会自己调节心境和情绪。

（2）预防尿路感染：养成大小便后由前往后擦手纸的习惯，避免尿道口感染。性生活前，夫妻先用温开水洗净外阴，性交后女方应立即排尿，清洗外阴。

（3）有规律的性生活：研究证明，更年期绝经后的妇女继续保持有规律的性生活，能明显延缓卵巢合成雌激素功能的生理性退变，降低压力性尿失禁的发生率，同时可预防其他老年性疾病的发生，提高健康水平。

（4）加强体育锻炼：积极治疗各种慢性疾病，同时要进行适当的体育锻炼和盆底肌群锻炼。最简便的方法就是每天晨醒下床前和晚上就寝平卧后，各做45～100次紧缩肛门和上提肛门活动，可以明显改善尿失禁症状。此外，肥胖患者需积极减肥。

（5）合理饮食：饮食要清淡，多食富含纤维素的食物，防止因便秘而引起的腹压增高。许多饮料包含咖啡碱，尤其是茶、咖啡和可乐，减少咖啡碱的摄入可以改善尿频和尿急症状。

每个人都要注意自己的排尿过程，要防止尿路感染的发生，并且还应该让自己拥有规律的生活，那样才不会轻易患上尿失禁。有家族史的患者发生尿失禁的风险可能更高，尤其是急迫性尿失禁。同时患上尿失禁之后，不要自卑，要乐观地与医生进行交谈，那样才可以让自己早日告别尿失禁。

32. 老年女性怎样预防尿失禁

（1）饮食护理：饮食要清淡。多食富含纤维素的食物，防止因便秘而引起的腹压增高。

（2）生活护理：①保持有规律的性生活；②防止尿路感染；③加强体育锻炼。

（3）心态护理：要有乐观、豁达的心情，以积极平和的心态面对生活和工作中的成功、失败、压力和烦恼，学会自己调节心境和情绪。

对于尿失禁，应该及早发现，及时治疗。如果发现阴道有堵塞感，排便等用力行为时有块状物突出外阴，阴道分泌物有异味或带血，排尿困难、不顺畅，尿频或失禁，腰酸、腹坠等症状，要及时就诊，防止盆腔脏器脱垂。

八、尿瘘

1. 什么是尿瘘

尿瘘是指泌尿系统（输尿管、膀胱、尿道）与生殖系统（子宫、阴道）等其他系统之间形成的异常通道，包括膀胱阴道瘘、输尿管阴道瘘、膀胱输尿管阴道瘘、尿道阴道瘘、膀胱子宫瘘、输尿管子宫瘘、膀胱直肠瘘、输尿管直肠瘘、膀胱输尿管直肠瘘等。尿瘘分为单纯性瘘和复杂性瘘。单纯性瘘为单个，瘘口直径≤0.5cm，非放疗导致。复杂性瘘为既往手术修补失败或瘘口直径≥2.5cm，多由放疗或其他慢性疾病导致。多数学者将中等大小的瘘（直径为0.5～2.5cm）也归为复杂性瘘。

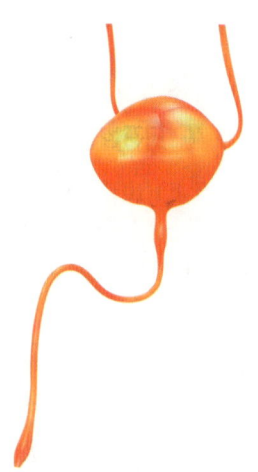

2. 尿瘘是怎么引起的呢？术后发生尿瘘的高危因素有哪些

（1）损伤是造成尿瘘的最主要病因，其中梗阻性难产是产科因素中的主因。由于滞产，胎头先露部持续压迫膀胱、阴道及尿道等软组织，若超过4h，则可能导致局部组织缺血坏死，继发尿瘘。

（2）手术因素：造成尿瘘的最常见原因是妇科手术，其他也包括泌尿外科、肛肠外科、血管外科手术等。

（3）偶有放疗导致尿道阴道瘘发生的报道，放疗会导致照射野内组织炎症、纤维化及瘢痕形成，血供减少，继发缺血，溃疡形成，甚至坏死，放疗导致的尿瘘通常迟发，多在放疗结束后6个月内，甚至数年后发生。

（4）其他罕见导致尿瘘的原因，尚有先天因素、严重感染、子宫托等异物嵌顿、阴道内放置药物腐蚀等。

尿瘘发生之前可考虑是否有外伤、难产、手术、放疗、盆腔感染史或既往盆腔恶性肿瘤史，以及其他部位肿瘤盆腔转移史。

导致术后发生尿瘘的高危因素包括阴道残端两侧角部的多量出血、感染盆腔内广泛致密粘连、既往剖宫产史致膀胱反折与腹膜致密粘连、界限不清，恶性肿瘤手术等。

3. 尿瘘有什么表现

典型症状为出现漏尿，表现为持续性或间断性阴道流液，流液量多少与瘘口大小及位置相关。对于瘘口大者，阴道流液湿透内裤，尿量显著减少；对于瘘口小者，尿量如前，仅在晨起及久坐站起时有少量阴道流液。可伴有外阴瘙痒疼痛及尿路感染症状，如尿频、尿急、尿痛等。

4. 尿瘘的诊断依据是什么

（1）患者自述不能自我控制地阴道流液。

（2）妇科检查可窥见阴道有尿液流出，并可发现瘘孔，间断地流液。

（3）美蓝试验。

（4）通过膀胱镜检查或肾盂输尿管、膀胱造影可最后确诊。

5. 尿瘘一定要做手术吗

对部分瘘口较小的患者，可行保守治疗，留置导尿以持续引流，排空膀胱，瘘口有自行愈合的可能。

6. 尿瘘的手术时机

建议单纯性瘘在保守治疗4～6周无效后进行手术修补；复杂性瘘在12周后进行手术；尿瘘修补失败需再次修补者，需等待至少3个月；放疗导致的瘘需等待6～12个月后方可进行手术。但是，尿瘘的具体时机要结合自身情况决定。

7. 尿瘘的手术途径

膀胱阴道瘘瘘孔的修补可经阴道、经腹（包括腹腔）途径完成。经阴道手术利用自然腔隙,不需额外切口,具有创伤小、术后恢复快、患者接受度高的优点。对于瘘孔较大、多发或合并输尿管等腹腔内脏器损伤时,可采取经腹途径修补瘘孔。

8. 尿瘘术后有哪些注意事项

尿瘘术后宜进食易消化、营养丰富的均衡饮食,生活饮食注意规律,平时注意饮食卫生,不吃生冷、坚硬、煎炸、腌制食物,养成定时排便的良好习惯。患者术后3个月内禁止阴道窥诊、阴道冲洗、使用卫生棉条及性生活。若有生育要求,建议剖宫产。术后需加强营养支持治疗,以促进创面愈合;注意预防感染;术后需留置导尿管,并保持绝对引流通畅,多饮水,增加尿量,以达到膀胱"自洁"冲洗的目的;家属要密切关注尿袋内的尿液量,若有一段时间尿量无增多,需及时通知医生,查找原因,排除导尿管堵塞。

9. 发生尿瘘后要去挂哪个专科诊疗？尿瘘的预后如何

输尿管阴道瘘多在泌尿外科做进一步治疗。产伤、外伤、手术及放疗等因素导致的膀胱阴道瘘多在妇科治疗。尿瘘及时手术,修补瘘孔,大多可以治愈;若不及时治疗,可并发生殖道感染、尿路感染,甚至肾功能受损。

九、慢性盆腔痛

(一) 男性慢性盆腔痛

1. 慢性盆腔痛的发病原因有哪些

慢性盆腔痛的病因很多,常见原因为慢性前列腺炎、慢性盆腔炎或者盆底肌肉痉挛等导致的下腹部、会阴区、肛门周围以及大腿内侧等部位的各种不同程度的疼痛不适感。此外,精神紧张焦虑、饮酒、辛辣饮食、久坐、过度性兴奋等亦可诱发盆腔疼痛的发生。

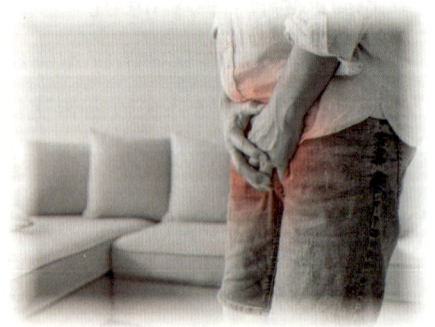

2. 前列腺痛（慢性盆腔疼痛综合征）需要进行什么检查

慢性盆腔疼痛综合征需要先排查泌尿生殖系统的疾患，做相关查体，如肛门指诊（前列腺触诊）等；做相关的检验，如尿常规、前列腺液检查和相关病原学检查；完善泌尿系统及生殖系统的超声检查；必要时还需行神经肌肉骨骼系统的查体和检查，有助于诊断和鉴别诊断。一些伴随焦虑抑郁状态的患者还需要做相应的心理测评，以便区分相关精神心理障碍和躯体症状群，有助于明确后期的治疗方向。

3. 通过尿液检验、彩超检查能判断自己是前列腺痛还是前列腺炎吗

前列腺痛和前列腺炎的症状互有交叉，其病变不仅表现在前列腺液的改变中，一些合并泌尿道感染的前列腺炎亦可出现尿液指标的异常，多数前列腺炎和前列腺痛不一定有尿液指标的变化。同样，前列腺痛和部分慢性前列腺炎患者的前列腺在超声影像上并没有特殊表现，偶有提示前列腺回声增强。

4. 慢性盆腔痛中的前列腺痛和前列腺炎有什么不同

前列腺痛也叫慢性盆腔疼痛综合征，一般指由于慢性前列腺炎等前列腺周围或者其他盆腔脏器肌肉痉挛导致以下腹部、会阴区、肛门周围及大腿内侧等部位的各种不同程度疼痛不适感为主要表现的综合征。前列腺炎一般指由于非特异性感染等因素导致的前列腺炎症，主要以排尿不适症状和/或盆腔疼痛症状为主的一种疾病。通常来讲，前列腺炎的范畴包含前列腺痛。

5. 前列腺痛能用抗生素治疗吗

并非所有的前列腺痛均因细菌感染导致，一般医学上的建议是：除非通过系统检验明确有感染证据的前列腺痛患者，可根据病原微生物学培养及药敏试验的结果尝试合理使用抗生素 4~6 周，否则不推荐随意应用抗生素治疗。

6. 前列腺痛可长期用止痛药吗

前列腺痛因为病种特殊，临床上应用各种常规非甾体类抗炎药物的疗效并不确切，因此该病的治疗并不以服用止痛药来作为诊治的首选。通常建议中医药辨证治疗，则有较为独特的优势。另外临床上所用的止痛药均有一定的适应证和副作用，一般不建议患者非医嘱的情况下自行长期使用。

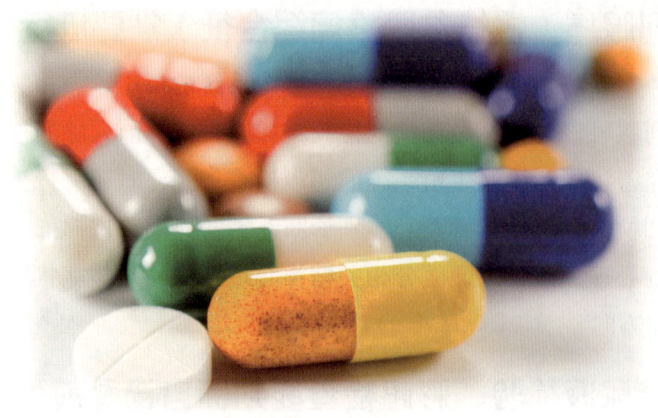

7. 前列腺痛如何预防

预防前列腺痛等前列腺疾病，首先要改善心理状态，摆脱对疾病的焦虑和恐慌；其次要改善生活作息习惯，避免酗酒、长期食用辛辣食物，不熬夜、不久坐，适当进行有氧运动，放松盆腔和下肢肌肉。此外，根据健康状态等实际情况进行合理的、规律的性生活。在没有禁忌和生育要求时，可以适当采用温水坐浴改善盆腔血液循环。或者具有中医特色的非药物疗法，如穴位贴敷、针灸、热罨包、磁珠耳穴等，均有一定的治疗效果。最后，规律的健康体检也能预防和及早发现并处理潜在的健康问题。

8. 年轻人发现前列腺钙化需要注意哪些

通俗来讲，前列腺钙化可能是前列腺炎愈合后的瘢痕组织或前列腺液结晶。现如今体检发现前列腺钙化在年轻人中也很常见，考虑可能与前列腺组织退行性病变、慢性前列腺炎、前列腺液潴留、前列腺管狭窄、钙磷代谢紊乱等因素有关。因此，年轻人要想预防前列腺钙化，需要在工作生活中注意以下几个方面：①不要劳累过度，不能熬夜，生活有规律，防感冒；②忌辛辣刺激的食物，忌酒，多饮水，多排尿，避免久坐不动；③坚持适当地锻炼身体，改善血液循环利于局部炎症吸收；④少吃肉类食品，多吃坚果类食物及蔬菜、水果。

9. 前列腺增生和前列腺增大一样吗

严格来说二者并不一样。前列腺增大一般是通过超声检查或其他影像学检查发现，而影像学检查所表现的只是前列腺的影像和轮廓，通过测量发现前列腺的体积超过了一定的参考值范围，并不能对具体的疾病做出明确的诊断。而前列腺增生（俗称前列腺肥大）主要是指因前列腺内部组织细胞数目增加、体积扩大而导致整个前列腺体积增大，是病理学上的一种表述，属于疾病诊断。所以，二者并非完全一样，前列腺体积的增大主要还是因为前列腺增生引起的。

10. 前列腺增生严重程度怎么判断

前列腺增生症状表现不一，典型的症状有白天尿频、夜尿、尿急和尿失禁、尿流缓速、尿流分叉或喷散状、尿流中断、尿踌躇、排尿费力以及尿末滴沥等表现。在临床实践中常用国际前列腺症状评分（IPSS）来评估症状的严重程度，IPSS是目前国际公认的判断良性前列腺增生患者症状严重程度的最佳手段。IPSS由7个问题构成：排尿频次、夜尿、尿线无力、排尿踌躇、尿流中断、不完全排空和尿急，每个问题得分为0~5分，0分表示未出现该情况，5分表示几乎总是存在。根据得分，症状可分为轻度（总分0~7分）、中度（总分8~19分）和重度（总分20~35分）。建议在医师指导下进行评估。

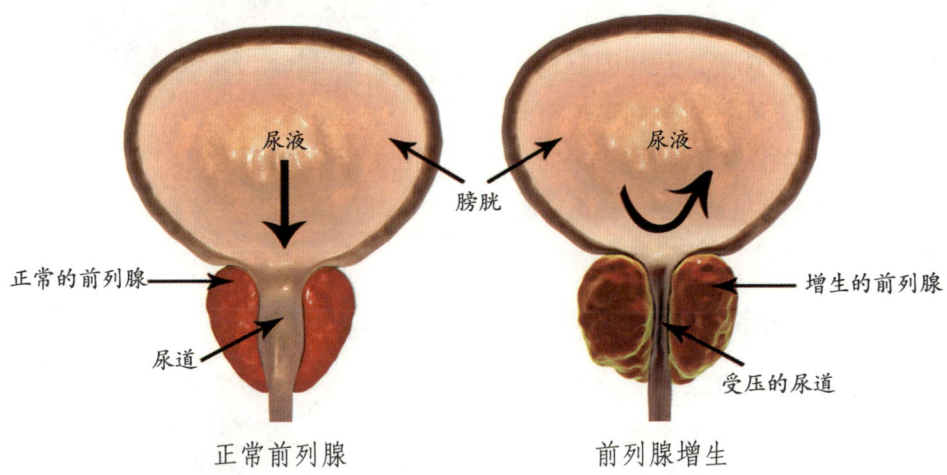

正常前列腺　　　　　前列腺增生

11. 前列腺增生是否需要治疗

前列腺增生症状通常缓慢出现并在数年内逐渐进展，即使不治疗，很多患者的症状也会保持稳定或逐渐改善。通常有1/3患者需治疗，1/3病情稳定，剩余1/3的患者症状反而会有所缓解。是否对良性前列腺增生进行药物治疗，需要权衡患者症状严重程度与治疗潜在副作用。除非发生了膀胱出口梗阻，否则只有当症状严重影响患者生活质量时，才需要治疗良性前列腺增生。中、重度症状并已严重影响生活质量的重度良性前列腺增生患者可选择手术及微创治疗，尤其是药物治疗效果欠佳或不愿接受药物治疗的患者。

（二）女性慢性盆腔痛

1. 什么是慢性盆腔痛？支配神经有哪些

慢性盆腔痛（chronic pelvic pain，CPP）指非周期性、间歇性或持续性达6个月以上、对非阿片类药物治疗无效的盆腔疼痛，并不只发生于经期或性交时，需排除妊娠。CPP是育龄期妇女最常见的一组症候群或一种综合征。CPP患者症状多源，常涉及生殖系统、泌尿系统、消化系统、神经内分泌系统等，其病因复杂，有时即使做了腹腔镜检查也找不到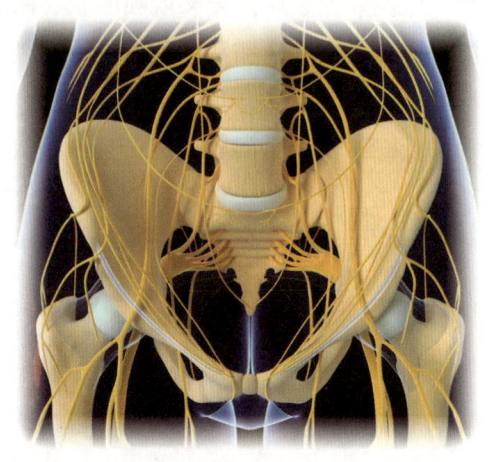明显原因，疼痛程度与病变程度不一定成正比。女性盆腔的神经支配包括躯体神经系统（主要包括腰丛、骶丛、阴部神经丛）和自主神经系统（即交感神经和副交感神经）。

2. 盆腔静脉淤血综合征的临床特点

盆腔静脉淤血综合征是由于慢性盆腔静脉血液流出不畅、盆腔静脉充盈、淤血为病理基础，以慢性盆腔痛为主要表现的临床综合征。其临床特点为"三痛两多一少"，即盆腔坠痛、低位腰痛、性交痛；月经多、白带多；妇科检查阳性体征少。虽然症状涉及广泛，但患者自觉症状与客观检查常不相符合。目前，随着影像学检查及腹腔镜微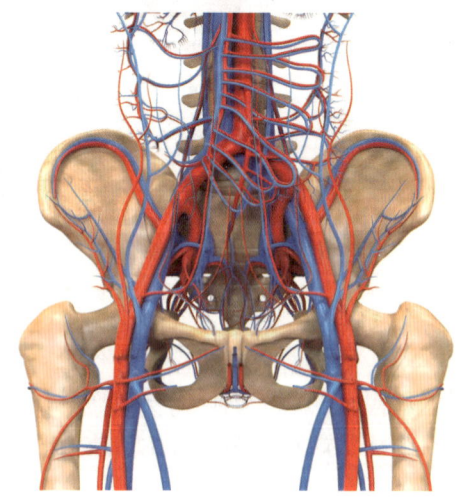

创手术的快速发展,可以发现此类患者子宫或卵巢静脉迂曲扩张,血流缓慢,腹腔镜手术下肉眼可见盆腔静脉增粗、迂回、曲张或成团。其引起的盆腔痛主要疼痛特点是钝痛或沉重感,经前及久立后加重、深部性交痛、性交后疼痛等,且弥漫整个盆腔。

3. 彩超显示盆腔血管丰富是什么意思

彩超显示盆腔血管丰富属于盆腔静脉淤血综合征。盆腔静脉淤血综合征是引起妇科盆腔疼痛的重要原因之一,盆腔静脉淤血综合征是由于慢性盆腔静脉血液流出不畅、盆腔静脉充盈、淤血为病理基础,以慢性盆腔痛为主要表现的临床综合征。

4. 慢性盆腔痛和痛经一样吗

二者不一样。慢性盆腔痛指非周期性、间歇性或持续性达6个月以上、对非阿片类药物治疗无效的盆腔疼痛,并不只发生于经期或性交时,需排除妊娠。CPP是育龄期妇女最常见的一组症候群或一种综合征。痛经是指经期前后或月经期出现下腹痉挛性疼痛、坠胀伴腰酸或其他全身不适,严重者影响日常生活和工作。痛经分为原发性痛经和继发性痛经。

5. 慢性盆腔痛和盆腔子宫内膜异位症有什么关系

慢性盆腔痛可能由子宫内膜异位症引起。子宫内膜组织(腺体和间质)出现在子宫体以外的部位时,称为子宫内膜异位症。其可引起盆腔疼痛,最常见的疼痛类型包括深部性交痛、非周期性盆腔疼痛、痛经、排尿和/或排便时腹痛等。

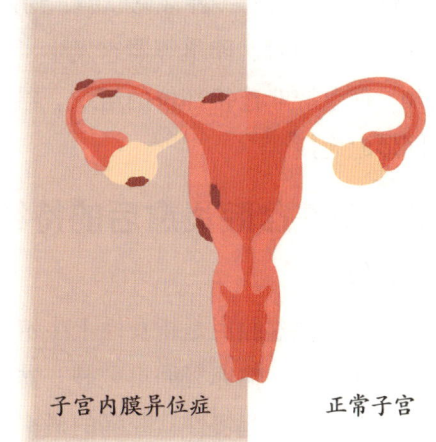

子宫内膜异位症　　正常子宫

6. 慢性盆腔痛和子宫脱垂有什么关系

子宫脱垂可以引起慢性盆腔痛。盆腔脏器脱垂是一类由各种原因导致的盆底支持组织薄弱,造成盆腔器官下降移位引发器官的位置及功能异常。盆底肌肉和筋膜组织的薄弱而致盆腔脏器脱垂，同时筋膜与韧带遭受牵拉，骶前、盆腔神经丛受到牵扯，引起骶背部、下腹部疼痛，腰骶部酸痛或下坠感，站立过久或劳累后症状明显，有时还可伴有膀胱、肠道功能障碍。

7. 子宫纵隔会导致下腹部经常疼痛吗

有部分子宫纵隔患者可能会出现下腹部经常疼痛。子宫纵隔临床上主要表现为反复流产、早产、胎膜早破等现象，但这些症状多见于病情过重时。多数患者起病较隐匿，症状相对较轻，半数以上无任何症状。不少患者因慢性并发症、伴发病或仅于健康检查时发现。

8. 经常持续性下腹痛属于慢性盆腔痛吗

下腹持续隐隐作痛的疾病有很多种可能性，如果彩超排除器质性病变，则属于慢性盆腔痛。在外科专业分区里面，比较常见的是阑尾炎的一系列前期腹痛症状。此外，妇科疾病中的盆腔炎、附件炎、盆腔静脉淤血综合征等也可以出现小腹隐痛的症状。建议要到医院进行更加深入的检查，以便医生根据病因进行治疗。

9. 卵巢癌术后总是下腹痛怎么办

卵巢癌手术创面大，术后粘连形成慢性炎症粘连的概率比较大。盆腔粘连是导致慢性盆腔痛的一种常见原因，约占30%。盆腔粘连指盆腔内的组织器官，譬如子宫、输卵管、卵巢等器官发生了炎性病变，导致组织充血、水肿、分泌物增加，使盆腔非连接部位的组织、器官及腹膜浆膜面之间或浆膜面与非浆膜面之间形成连接。

10. 慢性盆腔炎愈后的持续下腹痛属于慢性盆腔痛吗？怎么处理

属于。慢性盆腔炎是指女性上生殖道的一组感染性疾病，主要包括子宫内膜炎、输卵管炎、输卵管卵巢脓肿、盆腔腹膜炎及盆腔结缔组织炎。性生活活跃的年轻女性中引起慢性盆腔痛的概率高达55%。在临床治疗时多是采用抗生素药物治疗慢性盆腔炎。西医常规治疗中予以的药物可能难以达到局部根治，而中医治疗慢性盆腔炎方法很多，临床疗效明显，一般无明显不良反应，也可根据患者情况采用手术治疗和物理治疗。

11. 物理治疗对反复腹部疼痛有效吗？剖宫产术后反复腹部疼痛怎么办，有再次手术的必要吗

有效，但效果因人而异。物理治疗包括高强度聚焦超声、体外高频热疗、低频脉冲电疗法、微波等其他超短波理疗，皆是利用热效应，促进局部的血运，缓解疼痛症状。剖宫产术后反复腹部疼痛考虑剖宫产术后粘连形成，慢性炎症粘连的概率比较大。可以先行保守治疗，如果效果不明显，患者疼痛难忍，强烈要求手术，可以再次手术分离粘连。

12. 盆底功能锻炼可以缓解慢性盆腔痛吗

盆底功能锻炼可以缓解慢性盆腔痛，特别是盆腔脏器脱垂导致的慢性盆腔痛。慢性盆腔痛患者的临床评估需全面，注意伴随症状的问询和可能致痛疾病的分析；合并有慢性盆腔痛的患者行盆底康复治疗时应先缓解疼痛，肌筋膜手法治疗是一种有效可行的镇痛技术，多种盆底康复技术联合的镇痛方案优于单用一种技术；疼痛的盆底康复治疗周期较长，需加强沟通交流，以增强信心，提高依从性。

十、性功能障碍

（一）男性性功能障碍

1. 男性性欲下降或勃起功能障碍常见的原因有哪些

勃起功能障碍（erectile dysfunction，ED）又称阳痿，是男性常见疾病，多与年龄、性激素水平、糖尿病、代谢综合征、身心状态等因素有关。如果男性出现"家庭作业提交困难"的问题，首先要看他年龄大小；其次要关注某些心血管疾病、垂体性疾病（如高泌乳素血症、垂体微腺瘤等）、代谢性疾病（如糖尿病、高血脂、高尿酸、高胆固醇等）；另外，劳累、生活工作压力大、家庭环境及夫妻感情的改变等均会影响男性的性功能。因此，当男性性欲下降或出现勃起功能障碍的时候，需要及时调整心态和改善作息习惯。如果还是"作业完成困难"，建议去正规医院男科进一步完善相关检查，明确有无糖尿病、

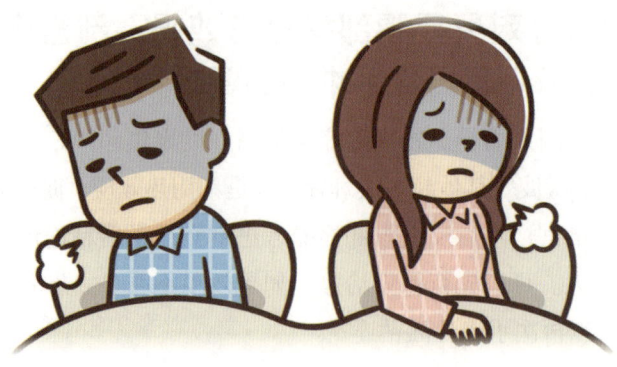

高血压、代谢综合征、雄激素部分缺乏综合征等问题。

2. 男性性功能障碍表现在哪些方面

（1）性欲减退：对性的需求降低，对性刺激的反应减弱，晨勃及夜间勃起减少或者消失，性交时出现难以勃起或者勃起状态不佳等表现。

（2）勃起功能障碍：表现为虽有性欲但是长期难以有效勃起插入，或反复在性交过程中出现未兴奋射精即发生疲软症状。

（3）早泄：表现为男性性交过程中难以控制地提前射精，一般指 1～3min 内，以致双方对性交过程均不满意。

此外，还有较为少见的疾病如不射精症、逆行射精、射精痛等。

3. 男性性功能障碍主要有哪几种类型？有何不同

男人性生活不行主要指的是男性勃起方面不行或射精过快，常见的疾病有勃起功能障碍和早泄。

首先，两者表现不同，勃起功能障碍是一位"软男"，指的是无法进行性生活，硬度不够、不能勃起或勃起后硬度不够；而早泄是一位"快男"，指的是能进行性生活，但时间短不能自主控制射精时间。其次，两者病因不同，阳痿是因为阴茎充血不足，主要是血管原因；早泄主要是射精中枢和外周神经方面的原因，从而导致性生活时过早射精。最后，两者治疗也不同，勃起功能障碍治疗主要应用 5 型磷酸二酯酶抑制剂（phosphodie-sterase type 5inhibitor，PDE5I）治疗扩张血管以使阴茎勃起并维持；早泄治疗主要应用 5- 羟色胺选择性重摄取抑制剂（SSRI）抑制射精冲动的神经传导递质，延长性交射精潜伏时间。

4. 男性性功能障碍常见的病因是什么

导致男性性功能障碍的病因很多，一般可以简单分为功能性和器质性两大类。功能性的因素有心理上的焦虑、抑郁、自卑，夫妻感情关系的改变，工作生活上的不如意，不当的性接触方式导致的反感和厌恶，等等。器质性的因素包括衰老、疾病、损伤或者劳累等导致的亚健康状态。男性随着年龄增长需要关注自己的健康状态，调整合理的作息习惯和生活习惯，留出时间与配偶培养感情，学会合适排解压力和忧愁的方式。此外，女方也要关心和体谅自己的伴侣，关注他的心理、情绪变化和精神、身体健康改变，通过语言、行为交流增进双方感情，以合适的方式让对方了解配合自己的性需求。当问题显著并伴有可能的健康异常表现时建议伴侣双方共同就诊，坦诚地向男科医师告知目前的问题，安排合理的检查和治疗。

5. 男性性功能障碍除药物治疗外还有什么疗法

不同原因的勃起功能障碍、早泄等，治疗方式多种多样，药物治疗包括内服的中药与西药及外用药，还有阴茎海绵体注射给药及尿道给药，此外，真空负压吸引器对勃起功能治疗也有确切疗效。低能量冲击波治疗勃起功能障碍也得到了不错的治疗反馈，其他如心理疏导、脱敏治疗、行为指导，甚至手术治疗都可以给各类性功能障碍患者提供帮助，准确的诊断、科学地选择综合治疗方式，不仅树立良好的自信心，还对男性性功能障碍有显著疗效。

6. 男性一生的性欲周期是怎样的

性生理的变化贯穿人类的一生，从受精卵的分化、婴幼儿至青春期的生长、青春期的发育，直至由青中年到老年逐渐转为衰老，各阶段的性生理均有不同的变化。在基因、激素及生理构造变化的基础上，男性的性欲有一个从无到有，由弱渐强，再从强至弱的过程。中医古籍《素问·上古天真论》："丈夫八岁，肾气实，发长齿更。二八肾气盛，天癸至，精气溢泻，阴阳和，故能生子。二八肾气平均，筋骨劲强，故真牙生而长极。四八筋骨隆盛，肌肉满壮。五八肾气衰，发堕齿槁。六八阳气衰竭于上，面焦，发鬓颁白。七八肝气衰，筋不能动，天癸竭，精少，肾脏衰，形体皆极。八八则齿发去。"其中以八的倍数为单位，认为男性"二八"16岁时"精气"已盛，在古代已经可以结婚生子。"三八""四八"也就是20多岁到30多岁的时候是男性性功能稳定的高峰期。

"五八"40岁后开始逐渐下降,现代医学发现50岁以后男性的雄激素分泌量会减少约1/3,多数人在60岁以后性功能出现或多或少的减弱。当然部分男性的性能力也受到遗传因素、生活方式,甚至思想文化、认知习惯的影响,甚至有不少70岁到80岁的老年人依旧存有相当强烈的性需求。

7. 男性每年的性欲周期如何

人类没有类似动物一样的明确发情期,但性激素的波动会随着季节起伏,一般春天最低,秋天最高。一般认为生活于北半球的人们性活跃期在金秋十月,这时候妊娠,宝宝将出生在食物充沛、阳光雨水充足的夏天。因此,按照每年的性欲周期优生优育也具有一定的道理。

8. 男性每月的性欲周期如何

男性不像女性那样每个月都有特殊的生理周期变化,但是长期在一起的夫妻或者性伴侣,男方的性活跃期也会受到女性的影响。一般在排卵期前2~3天与月经结束后8~9天,是女性的性欲高峰期,此时的女性多有比较主动、强烈的性需求。细心的男性如果能够发现并且配合,就能与自己的伴侣性节奏合拍,也有助于提升夫妻间的"性福指数",提高生活质量。

9. 男性每天的性欲周期如何

长期正常作息的男性,性激素分泌的高峰一般是在清晨。在一天的过程中,男性的雄激素水平也会有15~20min的一个小波动,其间男性可能出现对性的渴望和幻想,此时性生活常常会有意想不到的效果和满足感。

10. 男性勃起功能障碍的预后情况如何

勃起功能障碍的影响因素很多,不同年龄段、不同性经历以及不同生理状态的患者的治疗方式和预期不同。一些初次不规律性交的年轻患者,或者因为工作生活压力大、性认知错误等导致的功能性勃起功能障碍者,在心理疏导、改善作息、调整性交方式后,勃起功能障碍能快速长久地改善或痊愈。一些轻中度疾病(如糖尿病、性激素水平异常)导致的勃起功能障碍患者,在治疗原发疾病并配合药物治疗后,勃起功能障碍可以得到改善。对于一些严重病变导致的器质性勃起功能障碍患者,给予合理的手术治疗也能一定程度上改善其勃起功能,例如阴茎支撑体置入术等。

11. 心理压力大会导致勃起功能障碍吗

人的心理压力增大会引起中枢神经系统的神经递质发生改变，其中肾上腺素和去甲肾上腺素等儿茶酚胺类物质增加，多巴胺及 5- 羟色胺等递质减少，人的情绪变得紧张易怒，性欲和勃起功能下降，长期如此可能出现生殖器血管的病理损害，从而进一步导致勃起功能障碍的发生。

12. 血脂、血糖高会影响勃起功能吗

高脂血症对循环系统的危害在于动脉斑块的形成和斑块破裂后出现的动脉栓塞，在心脑血管发生表现为冠心病、心肌梗死、脑梗死、脑出血，在阴茎表现为勃起功能障碍，也称为"阴茎中风"。糖尿病患者血糖升高引起血管内皮细胞的损伤，进而出现阴茎动脉的血管损害和自主神经的损害，最后造成勃起功能障碍，而且代谢异常的患者也常常合并血脂增高，往往会加重勃起功能障碍。一些肥胖或年老的患者虽以勃起功能障碍就诊，最后可能同时确诊为高脂血症或者糖尿病，在原发病得到纠正控制后，勃起功能障碍也可能随之得到一定程度的恢复。

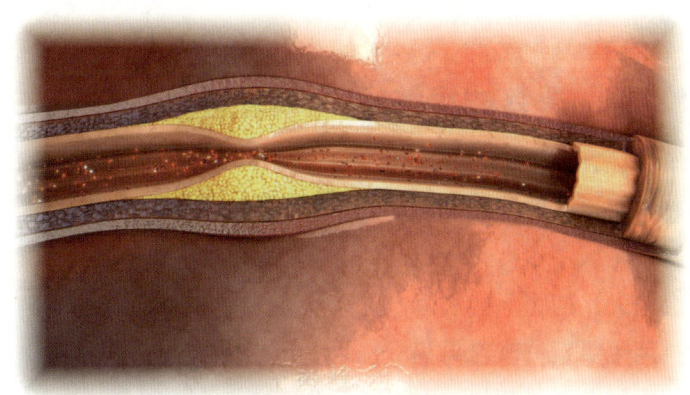

13. 如何诊断勃起功能障碍

勃起功能障碍一般指男女同房 3 个月以上，其间有规律地尝试性交，主要表现为持续的阴茎不能达到或维持足够的勃起以插入阴道完成满意性生活，可能伴有夜间勃起和晨勃的减弱和消失。勃起功能障碍的原因很多，主要分为器质性和功能性勃起功能障碍两大类。常用诊断工具有国际勃起功能指数问卷 –5（IIEF–5）等（附表 6）。

另外勃起功能障碍还需要针对性地了解如下内容：①病史的询问，了解勃起功能障碍发生的情况条件和持续时间，有无其他伴随情况，是否受到生活作息及伴侣间感情关系的影响；②体格检查，了解患者营养及发育的情况，生殖器的状态有无异常；③辅助检查，血常规、尿常规、前列腺液检查、性激素检查、甲状腺激素检查及其他检查，可以了解脏器病变及内分泌因素变化情况；④针对生殖器的勃起功能检查，例如阴茎血流超声、勃起功能测定等。此外，中医或中西医结合男科医生会对患者进行中医四诊的望闻问切，归纳分析患者疾病的中医病机，予以辨证施治。

14. 晨勃硬度差是勃起功能障碍吗

晨勃是指男性在清晨 4~7 点，阴茎在无意识状态下不受情景、动作、思维控制而产生的自然勃起，这是一种正常的生理现象。有时晨勃现象可能会减弱或消失，有的男性会误认为自己是阴茎勃起功能障碍，其实这是不对的，晨勃可受睡眠、疾病、药物、精神状态、生活方式等多种因素影响。当出现持续的晨勃减弱或消失时，男性应尝试改善作息习惯，保持良好的睡眠、控制体重、戒烟酒、适度有氧运动，合理膳食，积极排除心血管疾病、糖尿病、高脂血症等，若不能缓解可就医进行相应检查。

15. "伟哥"具有成瘾性吗

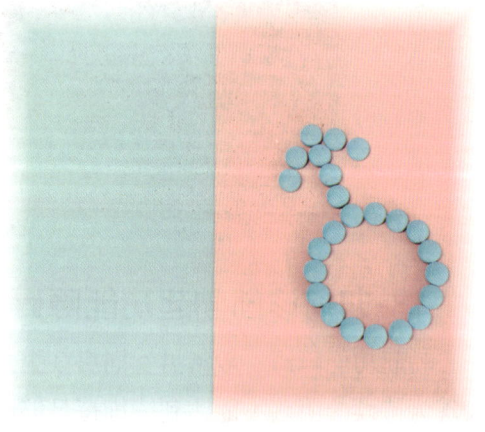

无论长效或者短效 5 型磷酸二酯酶抑制剂都有自身的药物半衰期，通俗地讲就是服用这类药一定时间后药效会消失，药物不会残留于体内。此类药主要通过改善阴茎血管的扩张能力帮助改善勃起，无论国际还是国内的药物研究均发现人体对此类药物不存在成瘾或依赖表现，并不会作用于人体的中枢神经系统导致成瘾性。当然一些因为认知或心理因素引起的依赖（类似睡前必须上厕所、必须泡脚、必须带陪睡物品的现象）是与药物无关的。

16. 发现勃起功能障碍能自行服用"伟哥"吗

目前，所谓的"伟哥"指的是治疗勃起功能障碍的一类药物，主要类型是5型磷酸二酯酶抑制剂。但是性功能障碍的类型有多种，致病因素各有不同，滥用药物可能不对症，甚至导致一些副作用的发生，建议合理评估身体状况后，在专业的男科医生指导下正确用药。

17. 治疗勃起功能障碍的药物有哪几种？怎么选

治疗勃起功能障碍的常用药物是5型磷酸二酯酶（PDE5）抑制剂，按照有效成分有西地那非、伐地那非和他达拉非的区别。按照药效特点，有长效、短效之不同。常用短效的"伟哥"是西地那非片，作用时间在4～6h。一般适合没有规律性生活、性交需求和次数也较少的勃起功能障碍患者按需服用，起始剂量以25～50mg为宜，常用剂量50～100mg。另一类长效"伟哥"如他达拉非，用药后36h内随时可以实现有效勃起，它也可以像短效药物一样按需服用，每次剂量10～20mg，性交前1h服用为宜；也可以每日服药5mg规律治疗，适宜有规律性生活且性需求次数较多的勃起功能障碍患者使用。

18. 治疗勃起功能障碍的药物如何服用

治疗勃起功能障碍常用的药物为5型磷酸二酯酶抑制剂，治疗早泄的常用药物为5-羟色胺选择性重摄取抑制剂。二者都有短效药物和长效药物两大类，前者短效药物常见的为西地那非，长效药物常见的为他达拉非；后者短效药物主要是达泊西汀。短效药物一般按需服用，适合没有规律性生活并存在相应性功能障碍的患者根据性交需求次数按需服用。长效药物可以像短效药物一样按需服用，也可以每日规律用药，以维持长期良好的性功能，适宜有规律性生活的患者使用。

19. 夫妻婚后数年完成不了性交是什么疾病

新婚夫妻如果都没有性经验，可能为新婚勃起功能障碍或"蜜月性勃起功能障碍"，超过三个月的磨合仍然无法完成首次性交，可能就是首次性交困难综合征。当发生首次性交困难后没有客观地认识问题所在，合理地评估干预，可能导致婚后持续出现性交失败，严重时影响双方的感情及男性的自信心。夫妻双方也会逐渐地逃避性生活，甚至持续影响7～8年之久。这种首次性交困难综合征的问题,需要采用"两手抓""三步走"的策略。"两手抓"即一手抓解决勃起功能障碍、早泄、心理障碍等问题,另一手抓首次性交困难过程中操作性障碍的问题。要解决这个问题,可以采用"三阶段量化小目标"的模式逐步采用家庭作业疗法结合多种性行为训练法,量化分解整个性交插入的过程,从而彻底治愈首次性交困难综合征。一个疗程8~12周,大多数患者经过一个疗程的治疗可有显著改善。

20. 勃起功能障碍都是肾虚吗?可以服用六味地黄丸或者杞菊地黄丸吗

中医认为男性性功能的发挥,不仅仅依赖于中医藏象的肾,也依赖心、肝、肺、三焦等脏腑作用。因此,并非所有的勃起功能障碍均为虚证,也有大量的实证所在,尤其现代社会生活条件改善,不再吃不饱穿不暖,相反现在人饮食结构多以高脂饮食、高蛋白饮食为主,工作节奏快,生活压力大,往往肝郁、痰湿、血瘀等实证居多,而单纯的肾虚证、脾虚证的患者并不多见。

六味地黄丸滋补肾阴,杞菊地黄丸滋养肝肾,皆偏于滋阴,对阴虚内热者可能有效,对湿热、肝郁、瘀阻、阳虚的勃起功能障碍不仅无效,甚至可能有害。因此,使用中药或者中成药需要在中医男科医师的辨证指导下遣方用药,不建议患者未经就医自行购买以身试药。

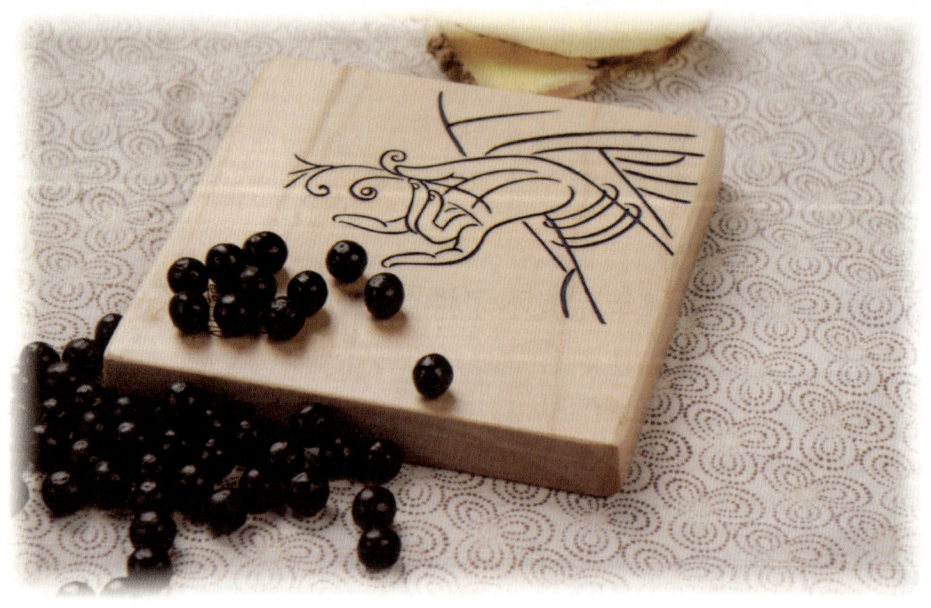

21. 手术植入假体能治疗勃起功能障碍吗

勃起功能障碍手术治疗的主要方式有阴茎动脉重建术、阴茎静脉结扎术和阴茎支撑体置入术等。其中，阴茎支撑体植入术疗效最确切，但是手术费用高。所有的手术治疗方案均应在严格把握手术适应证排除手术禁忌证及患者理解手术目的意义及风险后实施。

22. 勃起功能障碍治疗期间要禁欲吗

在行为指导或者使用改善勃起功能药物（含中药）治疗勃起功能障碍时，一般不需要禁欲，相反需要患者按照男科医师要求的方法或者频率合理地进行性交，以评估治疗效果和逐渐恢复勃起性交功能。另外，手术治疗勃起功能障碍时，根据手术的方式和类型以及术后恢复情况，患者需按医嘱逐渐恢复性交。

23. 射精时间快就是早泄吗

目前，国际和国内的专家们对早泄比较统一的诊断标准是：在有相对固定的性伴侣及比较规律的性生活一段时间内（一般以每周性交2次左右，3个月以上为观察判断时间），男性性交过程中表现出难以控制地提前射精，一般指1～3min内，且双方性交过程均不满意的情况。根据发生的时机分为原发性早泄（从有性生活开始至就诊时每次性交均在1min以内）和继发性早泄（之前性交时间满意，之后下降，长期低于3min）。对于没有固定性伴侣和规律性生活的男性，仅以射精时间作为判断是否早泄是不客观的，甚至有的男性以手淫射精时间来判断自己的性功能更是错误的。

24. 射精时间变短是什么原因

影响射精时间的因素很多，除了饮食、作息习惯外，还受到性交的频率和时间间隔的调整、性伴侣和性交环境的变化、双方性接触过程的交流情况等影响。此外，一些男性生殖系统的炎症也可能引起射精时间缩短，例如精囊炎、前列腺炎、包皮龟头炎、尿道炎等。男性如果偶尔发现自己射精时间缩短，首先，先调整好心态；其次，改善和性伴侣的感情关系，创造良好的性交环境再多尝试几次。如果依旧觉得射精时间短，建议前往正规医疗机构的男科门诊，进行系统客观的完善诊疗。

25. 什么原因会导致早泄

导致早泄发生的因素很多，年轻患者主要以性经历、性经验不足为主，其次精神、心理的因素也占相当大一部分，例如生活工作压力大、与性伴侣的感情交流及性接触配合不佳等。中年以上男性多因为不良的生活作息习惯引起射精提早，例如长期吸烟、酗酒、辛辣饮食、久坐、熬夜等不良习惯。此外，一些泌尿生殖系统疾病，也会引起中青年男性的早泄，例如精囊炎、前列腺炎、包皮龟头炎、尿道炎等。在老年男性中除了自身衰老导致激素水平的波动及上述疾病的因素外，需要考虑伴侣生理状态的变化，还需要排查自身其他疾病的影响，例如心脑血管疾病、高脂血症、糖尿病等代谢性疾病等的存在。

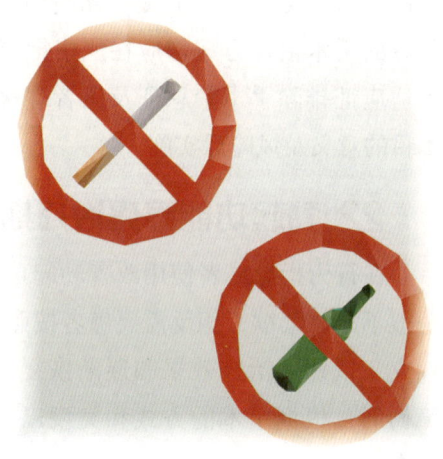

26. 如何判断自己是否早泄

目前国内外对早泄的诊断在探索阶段，总的诊断要点是在有相对固定的性伴侣和规律的性生活一段时间后（一般每周1~2次，持续2~3个月以上）出现以下情况：①性交时间短（一般指1~3min以内）；②男性自觉难以控制自己的射精；③双方对性交过程产生不良的情绪和体验；④可以借助常用的自评表格，如早泄诊断量表（premature ejaculation diagnostic tool，PEDT）（附表7）。

另外，长期禁欲一段时间后，如俗语所言"小别胜新婚"，一些男性可能出现性兴奋度高的状态，而出现短暂的性交过程中过于兴奋，容易提前射精的表现，多次性接触后即可恢复，并不是早泄，不要过于担心焦虑。

27. 早泄需要做什么检查

考虑早泄的患者首先需要在正规的医疗机构接受专业医师的咨询和测评后，明确早泄的存在，判断早泄的情况，了解日常的生活作息习惯，并进行详细的体格检查。结合病情做一些性激素水平和血常规、生化检查、尿和前列腺常规的检验。另外,一些神经系统的检查在国内外的指南及专家共识中并没有强烈推荐,建议详细评估确实需要检查时,再去正规的医疗机构进行检查。

28. 早泄都是肾虚吗

在中医理论中,肾的生理功能有主藏精,主骨生髓,主生殖,具有调节统摄精液排泄的能力,所以一部分精液排泄控制不好的疾病,从中医辨证角度考虑可能与肾虚有关。但中医的肾不同于西医解剖学上的肾脏,肾虚与肾功能异常也不同。此外,中医肾虚根据辨证不同还分为肾精不足、肾阴虚、肾阳虚、肾气虚等。除了中医肾的因素外,

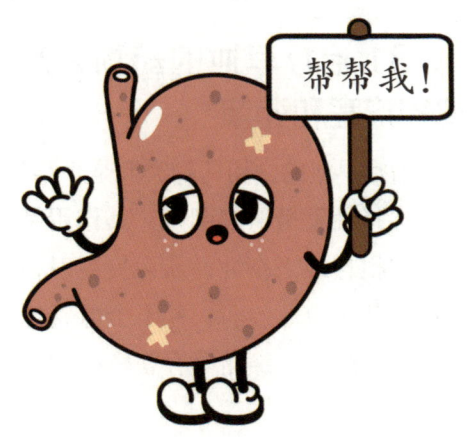

中医脏象学中的心、肝肾等脏腑功能变化,六淫、七情等致病因素等也与男性性功能障碍有关。因此,不能一见早泄就认为是肾虚。

29. 早泄和阳痿是一回事吗

早泄和阳痿是两种不同的性功能障碍表现。早泄表现为男性性交过程中难以控制地提前射精,一般指 1 ~ 3min 内,双方性交过程均不满意的情况;勃起功能障碍表现为虽有性欲但是长期难以有效勃起插入阴道,或反复在性交过程中还未射精就发生疲软。但二者有着类似的发病因素,例如情绪的焦虑紧张、工作生活压力、长期吸烟、酗酒、辛辣饮食、久坐、熬夜等习惯,以及高血压、高血脂、高血糖、肥胖等病理因素的影响。简而言之,早泄是性交时间上的问题,阳痿是勃起硬度的问题。如果上述情况序贯或者同时发生,且改善生活作息习惯、调整心态后不能缓解,建议前往正规医院的男科详细咨询诊疗。

30. 早泄如何治疗

早泄的治疗需要从心理辅导、行为训练及药物治疗三方面循序渐进地进行,重度者可以同时治疗。首先,患者需要改善生活作息习惯,与性伴侣加强沟通和配合,使性伴侣了解早泄这类疾病从而降低患者心理压力。行为训练建议在

医师指导进行性感集中训练，性交过程中正确使用挤捏法、动停法等逐步提高性交时间。药物治疗分为外用药和内服药，外用药常用的为一些短效局麻药，但此类药物在性交前需要先涂抹，过一段时间生效后再洗净阴茎并佩戴避孕套，防止局麻药给女性阴道造成不适感。口服药物有5-羟色胺选择性重摄取抑制剂和一些中成药，需要在专业医师的评估指导下使用。

31. 治疗早泄的药物会产生依赖性吗？治疗期间要如何把控疗程和药量

治疗早泄的常用药物类型是5-羟色胺选择性重摄取抑制剂，其作用是降低中枢神经兴奋性，从而提高射精阈值。其作为短效药，并不会像其他精神类的药品、毒品等存在依赖性、成瘾性。

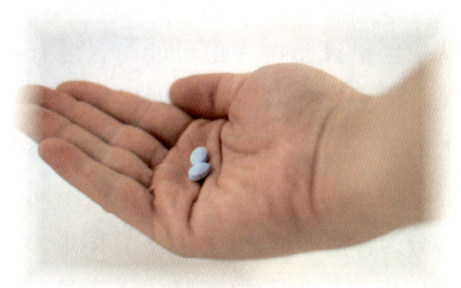

5-羟色胺选择性重摄取抑制剂需要用药2周以上逐渐显效，建议连续用药3个月后疗效逐渐稳定，此时需要逐步减量停药，因为长期用药后，神经系统的5-羟色胺分泌会降低，受体会下调，需要逐渐减量停药一段时间适应恢复。如以常用药物达泊西汀为例，对于所有患者推荐的首次剂量为30mg，需要在性生活之前1~3h按需服用。如果服用30mg后效果不够满意且副作用尚在可接受范围以内，可以将用药剂量增加至最大剂量60mg，但24h内服药不得超过60mg。服药后可以用150~300mL的水送服，避免口干、头晕等不良反应。

32. 包皮手术能治疗早泄吗

曾经认为切除过长的包皮，能使龟头长期暴露在外界环境中，提高其适应性，降低其敏感性，能够缓解龟头敏感所致的早泄，但实际观察早泄患者仅行包皮环切术，未必都能提高性交时间，而一些包皮过长的早泄患者在正规治疗后，也能恢复良好的性交体验。对于一些确实存在龟头敏感的患者，使用外用局麻药物无效的情况下，可以考虑辅助行包皮环切术，但需要明确包皮环切的治疗目的主要是为了改善生殖器卫生情况。如果想通过包皮手术来延长性交射精潜伏时间，通常不能如人所愿。

33. 早泄治疗期间要禁欲吗

早泄治疗期间一般不需要禁欲，反而提倡按照男科医师的建议进行规律的性交，并以合适的方式评估性交过程中时间和双方感受的变化，一般推荐同房结束后回顾评价。当然过于疲劳或者存在生殖系统急性炎症的早泄患者需要休养一段时间，不推荐性交，要维持禁欲状态。

34. 早泄治疗期间有什么注意事项

首先，需要调整心态，通过自我放松减轻对早泄的焦虑感。其次，学会与伴侣沟通交流增进感情，以便在性交过程中更好配合。另外，改善不当的生活习惯，减少烟酒以及辛辣刺激食物的接触和摄入、不熬夜、不久坐。最重要的是根据男科医师的要求规律地用药、有序地进行性接触，并且按时就诊反馈疗效，配合调整治疗。

35. 老年人还能有性需求吗

虽然随着年龄增长，年老后人体多数功能较年轻时期下降，但是不同个体仍存在差异性。尤其随着现代社会的发展，人类平均寿命增加，生活条件改善，很多老年人的健康状态日益改善，不少老年男性在70～80周岁仍有相当不错的性欲，甚至一些90岁的男性也存在性需求。但女性随着更年期结束，卵巢功能衰退，阴道萎缩，在生理上的性需求会有一定程度的下降，但是在心理上仍希望和伴侣保持良好的感情和行为接触。因此，老年男性和女性除性交以外，可以选择适当的、双方能够接受的性游戏、性抚触等方式满足双方性需求，有助于身心健康。

36. 规律的性生活对老年人有什么样的好处

医学研究认为，老年人维持一定程度的性生活对健康也有益处：①可以改善内分泌状态，延缓衰老；②相当于有氧运动，可以锻炼身体，预防中风；③增进夫妻感情，调节双方情绪，保持心理健康。但是，老年人的性生活需要量力而行，不可过频、过急、过猛，以双方均感觉舒适不疲劳为宜。当女方阴道干涩时可以使用合适的润滑剂，或者双方使用合适的性玩具或进行性游戏保持性交的良好体验即可。但是不建议老年人私自滥用所谓"壮阳药""助性药"，勉为其难地强行性生活。

37.老年人有了慢性疾病还能性爱吗

根据疾病类型的不同，老年人患病后应该遵从医嘱进行性生活，如果疾病对运动负荷没有限制或者限制较小，可以适当地进行性交。性交过程当中注意动作柔和舒缓，避免"剧烈运动"导致血压、心率的急剧增高、增快，同时也应当避免采取对疾病康复不利的动作和体位，使用提高性功能药品时注意药物是否对自身慢性病有影响，如治疗勃起功能障碍的 5 型磷酸二酯酶抑制剂不能与治疗缺血性心脏病的硝酸甘油类制剂同服。此外，慢性疾病控制不佳或者有加重或急性发作趋势时应该暂停或者避免性生活。

38.老年男性性需求方面的矛盾该如何处理

老年男性和女性由于生理差异，功能衰老的程度不一，女性在更年期后由于性激素的快速下降，性欲可能明显减弱或者丧失，作为伴侣应当理解。如果双方感情好，可以就双方的需求及生理状态进行协调。广义的性行为除了生殖器的接触外，还包含异性之间其他富有挑逗意味的交流，包括语言交流、亲吻、拥抱、触摸等，在尊重双方意愿的情况下，协助伴侣手淫、配合伴侣使用安全的性玩具和进行合适的性游戏也是增进双方感情的行为。丧偶老年人是痛苦的，强制压抑他们性需求更使得他们的痛苦加倍，在我国法律和道德框架内，鼓励丧偶老人再次寻找合适的配偶是正确的，教会他们通过合理的手淫方式或使用性玩具排解自己的性需求也是可行的。多关注此类老年人，辅导老年夫妻和丧偶老人积极地面对人生，寻找好的生活理念和方式是他们家庭成员及医务工作者能为这些老年人提供的帮助。

39.性爱后出现腰膝酸软是什么原因

性交也是一种体力活动，和日常体育锻炼或体力工作一样，不当的姿势或过度地进行都有可能导致腰背部肌肉、筋膜、韧带，甚至骨关节系统出现劳损。此类劳损多数休息后可以缓解，控制性交的频率、强度、姿势和体位是可以避免的。如果反复发生或者持续难以缓解，建议及时就诊，完善相关检查排除身体发生疾病的可能。此外，中医认为"腰为肾之府"，

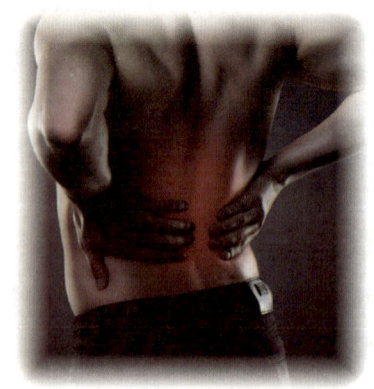

腰膝酸软可能是中医"肾虚"的表现，但中医的"肾"不同于解剖学意义上的"肾脏"，其涵盖现代医学的骨骼运动系统、内分泌系统、泌尿系统、生殖系统等多方面功能，因此需按照中医理论辨证论治，不可单纯地滥用补肾壮阳之药。

40. 性爱后经常出现下腹部坠胀感怎么办

男性生殖系统多位于下腹部盆腔内或外。性交时不仅阴茎充血勃起，盆腔内组织器官也发生充血，射精时尿道和盆腔肌肉各司其职配合收缩或舒张，使得附睾的精液快速送入输精管并由精囊腺经射精管排入尿道，在肌肉配合运动下高速射出尿道。当男性可能存在泌尿系统感染、慢性前列腺炎或者盆腔器官异常充血等情况时，可能出现性交后下腹坠痛。初次发生类似情况但可以快速缓解者，可通过休息和改善不良的生活习惯防止再次发生。如症状反复或者加重不缓解的朋友，建议就诊排查充血性前列腺炎及慢性盆腔疼痛综合征的可能。

41. 性功能异常患者就诊前有啥注意事项

性生活是伴侣双方共同的事，建议性功能障碍患者就诊时尽量与配偶或者性伴侣一同就诊，就诊时双方携带近期相关体检报告为宜。就诊时避免他人或者互相干扰，有序、真实地回答医师询问。尽可能空腹清晨就诊，或者依据开具的检查项目合理安排检查和复诊。性功能障碍的就诊过程不是一蹴而就的，需要做好多次就诊、复诊的安排。男女双方尽可能按照医师交代的治疗方式，尤其性行为治疗方式回去实践。女方初次就诊时最好避开经期。

不同地区、不同医院科室分属有差异，一般男性性功能障碍可以就诊男科、泌尿科，女性就诊妇科，有些大型医疗机构有性医学科或心理科有性功能障碍专门咨询门诊可以就诊。建议选择在正规医疗机构就诊。

42. 肥胖与男性性功能障碍的关系

众所周知，肥胖不仅仅是体重的增加，同时肥胖也会对心脑血管和内分泌系统导致不良的影响，出现心肺功能、肝功能异常，糖尿病、高脂血症等代谢性疾病，性激素的异常最终导致性功能障碍的发生。另外，当体重增加时，腹部脂肪堆积，男性生殖器可能会埋藏于腹壁脂肪下，影响性交。

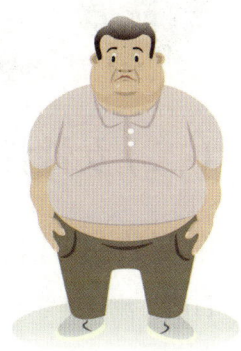

43. 男性性功能障碍与心脑血管疾病的关系

阴茎虽然在人体算个"小器官",但确是血管、神经最集中的部位。阴茎的勃起主要依赖阴茎动脉的快速充血,而阴茎的血管直径普遍小于人体各个重要脏器的血管。当人体心脑血管出现异常时通常伴随全身脉管系统的改变,因此在病变早期,心脑等器官还没有明显症状时,作为"前哨"的阴茎血管就出现了相应的堵塞硬化等表现,出现了性功能障碍。因此,性功能障碍患者到医院就诊时,男科医生常常会建议患者去做心脑血管疾病相关的检查。

44. 哪些运动能够改善性生活

首先,推荐的是凯格尔运动,又称为骨盆运动,借由重复缩放部分的骨盆肌肉而进行。

凯格尔运动具体做法:做收缩肛门、阴道的动作找到正确的盆底肌群,每次收缩盆底肌(即缩阴提肛运动)不少于3s,然后放松,放松时间2~6s,连续做15~30min,每日重复3次;或每日150~200次缩肛运动。凯格尔运动在步行时、乘车时、办公时都可以进行。如果觉得过于麻烦,其实规律适度的有氧运动最方便了,慢跑、游泳、登山、散步、非对抗性的球类游戏等,不但陶冶了情操还强健了体魄,可以邀请配偶或伴侣一起锻炼,增进彼此的感情。

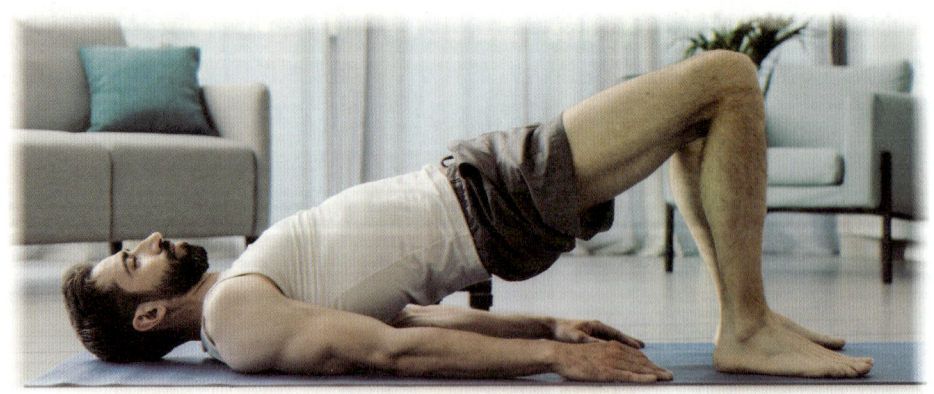

(二)女性性功能障碍

1. 女性性功能障碍常见吗

目前,流行病学调查结果显示女性性功能障碍发病率在40%左右。一项对

29个国家14000位40～80岁女性通过面对面或者电话问卷调查的方式进行世界范围内的流行病学调查，结果显示40%的女性有性相关问题，最常见的是性欲低下（26%～43%）和性高潮障碍（18%～41%）。

2. 什么是女性性功能障碍

女性的性反应周期包括性欲期、性兴奋期、性持续期、性高潮期和性消退期。女性性功能障碍是指在女性性反应周期中一个或几个环节发生障碍，或者出现与性交有关的疼痛。按照美国《精神障碍诊断与统计手册》的定义，性功能问题引起了个人痛苦或性生活困难，才称为性功能障碍。

3. 女性性功能障碍主要分几类

国际上普遍采用美国精神医学学会的《精神障碍诊断与统计手册》和世界卫生组织《国际疾病分类》对女性性功能障碍进行分类。根据《精神障碍诊断与统计手册》，依据性反应周期，将女性性功能障碍划分为：性唤起障碍、性高潮障碍、生殖道盆腔痛或插入障碍。上述症状应持续至少6个月，不能用性以外的精神疾病、与性伙伴关系不睦或其他值得注意的应激来解释，也不能归咎于物质、药物或其他疾病的影响。

4. 什么是性兴趣或性唤起障碍

性兴趣或性唤起障碍指性兴趣或性唤起缺乏或显著低下，在下列各项中出现至少三条：①在性活动中，兴趣缺乏或低下；②性或性欲想法或幻想缺乏或低下；③主动发起性活动缺乏或减少，也不接受性伙伴的启动；④在性活动中，几乎总是或在75%～100%的性接触中性兴奋或性愉悦缺乏或低下；⑤在任何内在或外部的性或性暗示（文字、语言或视频）的刺激时性兴趣或性唤起缺乏或低下；⑥在性活动中，几乎总是或在75%～100%的性接触中生殖道或非生殖道感觉缺乏或低下。

5. 什么是性高潮障碍

性高潮障碍指在性活动中，总是或几乎总是（75%～100%的场合）出现下列中的任何一条：①性高潮明显延迟、很少发生或缺失；②性高潮的感觉强度明显降低。

6. 什么是生殖道盆腔痛或插入障碍

生殖道盆腔痛或插入障碍指持续或反复发生下列中的一条或更多：①在性交过程中阴道插入困难；②在性交中或试图插入时，有明显的外阴阴道痛或盆腔痛；③对预期发生的阴道插入、插入过程，或由于插入引起的外阴阴道痛或盆腔痛，有明显的恐慌或焦虑；④在试图阴道插入时，盆底肌明显紧张或收缩。

7. 女性性功能障碍的病因有哪些

引起性功能障碍的病因是多方面的，影响性欲和性行为的因素很多，既有生理、病理因素，也有心理、社会因素，其中心理、社会因素起重要作用。主要病因有心理和社会因素、年龄和绝经因素、手术和放化疗因素、妇科和泌尿科疾病因素、神经因素、血管因素、肌肉因素、全身性疾病因素、妊娠和分娩因素、药物因素、性伴侣因素。

8. 中医认为女性性功能障碍的病因有哪些

中医认为女性情欲与脏腑功能和气血运行均有密切关系。外邪、情志、环境、体质等多种因素均可引发五脏功能失调，气血运行失常，导致性功能障碍。常见病因有先天禀赋不足、房劳多产、久病大病伤肾；经产耗血过多、忧思劳神太过；外感寒、热、湿邪，过食辛辣肥甘；情绪抑郁、焦虑；跌扑闪挫外伤等。

9. 女性性功能如何评估

临床上女性性反应大多是主观体验，不易客观评定，可以采用直接询问和问卷调查的办法。常采用女性性功能积分表，内容包括4周内性交次数、性欲强度、性高潮次数与强度、阴蒂感觉、性交不适感等。女性性功能指数评分也常用于筛查性功能正常和异常人群，已证实其具有良好的信度和效度，且敏感性和特异性高，是一种有效评价女性性功能的工具，已被广泛应用于性功能障碍的流行病学调查评估及临床诊断。

10. 女性性功能障碍的诊断依据是什么

性功能障碍的诊断主要依据临床病史、性功能评估及体格检查等，存在的问题必须是持续性的，并且造成明显的个人痛苦或性生活困难。诊断基于性反应周期进行分类但不局限于某个周期，不存在频率或严重程度方面的最低规定，同时要考虑到患者的文化、宗教、社会习俗等背景。

11. 女性性功能障碍就医时需要检查什么

女性性功能障碍需要做盆腔及全身检查。盆腔检查有助于明确生殖器的发育情况和有无器质性病变。检查心血管、呼吸、运动、神经、直肠及泌尿系统有助于了解有无其他器质性病变。全身各系统疾病病史和药物治疗史可以提供影响性功能的线索。

12. 女性性功能障碍有哪些实验室检查可以做

女性性功能障碍可做性激素测定、彩超对生殖器刺激前后血流变化的测定、阴道容积、压力和顺应性测定、阴道湿润度测定、盆底肌张力测定等。因为女性性功能障碍多依据主观感受来评价自身的性生活满意度，所以实验室检查的临床意义有限。

13. 女性性功能障碍如何治疗

女性性功能障碍的治疗包括心理治疗、行为指导及药物治疗。性功能障碍的原因复杂，医生需查明原因，采取综合治疗措施，治疗时亦须根据患者的不同情况区别对待，个体化治疗。治疗前应该充分了解患者的预期效果，制订医患双方认为切实可行的治疗方案和治疗目标。

14. 性功能障碍行为治疗的主要内容是什么

性功能障碍行为治疗的主要内容有：①要求男女双方共同参与治疗，详细了解性生活不满意的原因，取得患者双方的理解和合作，有针对性地开展性教育，端正性态度；②针对不同类型的患者，分别给予性技术的指导，临床上常用的治疗方法是性感集中训练、脱敏疗法、放松及催眠疗法等；③在对患者进行性技术指导之后，常要求患者回家进行练习。

15. 性功能障碍行为疗法的常用方法有哪些

（1）性感集中训练：训练自己的主观性感受，可分三个阶段。第一阶段的重点是指导女方集中精力体验由男方爱抚身体所激发的感觉，但不触及生殖器和乳房；第二阶段的重点是生殖器刺激，但避免性交；第三阶段又称无需求性交阶段，在对生殖器刺激已发生良好反应的基础上开始性交，重点是无需求（不追求性高潮）和以调整愉悦为定向的性体验。

（2）自我刺激训练：指导患者通过手淫或借助振荡器方法获得性高潮。成功的性高潮体验，有助于增强患者性欲和树立自信心。自我刺激成功后，性伴侣加入，一起体验性高潮。

（3）盆底肌肉训练：训练患者交替收缩和舒张盆底肌肉，以提高骨盆底肌群的张力和性交时阴道感觉的敏感性。

（4）脱敏疗法：也称阴道扩张法，针对插入障碍，利用一系列大小不等的阴道扩张器或用自己或性伴侣的手指，逐渐扩张阴道。该方法原理是通过由小到大循序渐进的扩张，消除对插入的紧张和焦虑。

16. 治疗女性性功能障碍的药物有哪些

药物治疗仅适用于明确诊断为性功能障碍，且非药物治疗无效的患者。常用药物：①外周作用药物，如5型磷酸二酯酶抑制剂、前列腺素E1激动剂、L-精氨酸等；②中枢作用药物，如黑皮质素受体激动剂、多巴胺受体激动剂等；③性激素，如雄激素、雌激素、替勃龙；④中药和针灸治疗本病均有一定的疗效，但需要辨证论治。

17. 女性性功能障碍如何预防

预防女性性功能障碍应当重视女性性卫生和性健康教育，健康的性心理是健康性生活的基础和前提。了解性生理卫生知识，均衡饮食、适当锻炼，养成良好的生活习惯。保持性器官卫生，了解各种性传播疾病的危害，避免罹患影响性生活的疾病。重视青少年的性健康教育，要从小树立科学的性观念，选择健康的性行为，预防性传播疾病和防范性犯罪。

十一、盆腔脏器脱垂

1. 什么是盆腔脏器脱垂

盆腔脏器脱垂（pelvic organ prolapse，POP）是一类由各种原因导致的盆底支持组织薄弱，造成盆腔器官下降移位引发器官的位置及功能异常。盆腔脏器脱垂以外阴部块物脱出为主要症状，通常根据发生部位不同分为阴道前壁膨出、子宫脱垂、阴道顶脱垂、肠疝和阴道后壁膨出。多部位脱垂经常同时存在，伴或不伴有排尿、排便异常、外阴部出血、炎症等，程度不等地影响患者的生活质量。

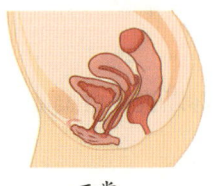 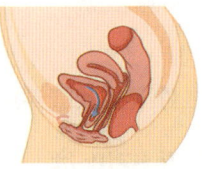 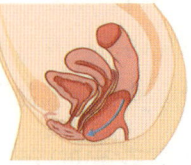 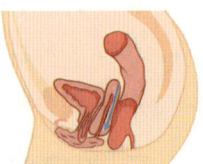

正常　　　　膀胱脱垂　　　　直肠脱垂　　　　子宫脱垂

盆腔脏器脱垂类型

2. 为什么会盆腔脏器脱垂

发生症状性盆腔脏器脱垂的危险因素包括分娩次数、阴道分娩、年龄、肥胖、结缔组织病、绝经、慢性便秘等，可控的危险因素（如肥胖和便秘）应该在患者体检时强调，因为在这些方面进行预防可以降低盆腔脏器脱垂发生的风险。

（1）盆腔脏器脱垂最常见的发病原因是阴道分娩损伤和绝经后的盆底组织退化性改变。分娩过程中可导致软产道及其周围的盆底组织扩张，肌纤维拉长甚至撕裂，盆底神经损伤，若产后过早参加体力劳动，将影响盆底组织张力的恢复。

（2）肥胖、长期便秘、慢性咳嗽等导致腹压升高，盆底组织长期受到挤压，使其肌肉、神经和其他结构长期受牵拉而使盆底支持结构变弱，进而诱发盆腔脏器脱垂的发生。

（3）绝经后雌激素水平降低，盆底筋膜组织的细胞构成和成纤维细胞胶原的生物合成均有下降，盆底支持组织修复再生能力也可能因此降低，从而导致盆底支持组织薄弱进而发生盆腔脏器脱垂。

3. 盆腔脏器脱垂有什么表现

盆腔脏器脱垂典型表现为自觉阴道有块状物脱出，伴有不同程度的腰骶部酸痛或下坠感，站立过久或劳累后症状明显，卧床休息后症状减轻。阴道前壁膨出者可有排尿障碍，如尿不尽感、尿潴留、尿失禁等，有时需将阴道前壁向上抬起方能排尿。阴道后壁膨出者可伴有排便困难，有时需用手指推压膨出的阴道后壁方能排出粪便。

4. 盆腔脏器脱垂的诊断依据是什么

（1）患者自觉阴道有异物脱出，伴有下坠感、尿不尽感、尿潴留等症状。

(2) 存在妊娠、高龄、肥胖、便秘等危险因素。

(3) 妇科检查可见阴道口有组织物脱出。

(4) 经会阴二维、动态三维盆底超声对于盆腔脏器脱垂诊断准确性高。

5. 如何简单对子宫脱垂程度进行评估

子宫脱垂主要以患者平卧用力下屏时，各部位下降最低点位为分度标准。

Ⅰ度：宫颈外口距处女膜 < 4cm，但未脱出阴道口外。轻型，宫颈外口距处女膜缘 < 4cm，未达处女膜缘；重型，宫颈已达处女膜缘，阴道口可见子宫颈。

Ⅱ度：子宫颈及部分子宫体已脱出阴道口外。轻型，宫颈脱出阴道口，宫体仍在阴道内；重型，部分宫体脱出阴道口。

Ⅲ度：子宫颈及子宫体全部脱出阴道口外。

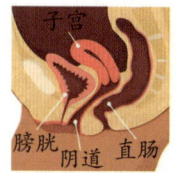 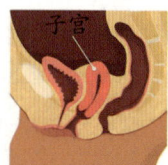 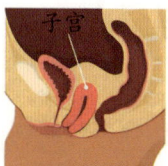 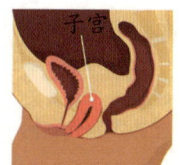 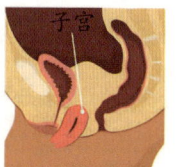

正常子宫位置　　Ⅰ度脱垂　　Ⅱ度轻型脱垂　　Ⅱ度重型脱垂　　Ⅲ度脱垂

子宫脱垂程度

6. 如何简单对阴道前后壁脱垂程度进行评估

阴道前后壁脱垂主要以患者平卧用力下屏时，各部位下降最低点位为分度标准。

Ⅰ度：阴道前（后）壁向下突出，但仍在阴道内，有时伴有膨出的膀胱。

Ⅱ度：部分阴道前（后）壁脱出阴道口外。

Ⅲ度：阴道前（后）壁全部脱出阴道口外。Ⅲ度阴道前（后）壁膨出均合并膀胱膨出和尿道膨出。

7. 盆腔脏器脱垂如何治疗？哪些人群需要重视盆腔脏器脱垂

盆腔脏器脱垂的治疗分为非手术治疗及手术治疗。非手术治疗主要有盆底功能锻炼及子宫托治疗，手术治疗则需针对患者年龄、生育情况、疾病严重程度、有无严重其他系统并发症等因素来对每个患者进行个体化治疗。需要重视盆腔脏器脱垂的人群：首先是产后女性及中老年女性；其次是肥胖人群及长期进行重体力劳动的人群；最后是有慢性疾病者，如有长期咳嗽、便秘等人群。

8. 盆腔脏器脱垂的手术治疗方式有哪些

对于脱垂症状已影响生活质量却拒绝非手术治疗或非手术治疗无效的患者，可以考虑手术治疗。盆腔脏器脱垂的手术治疗方式包括多种的阴式及经腹手术方式。其中脱垂的部位、严重程度、临床体征（排尿、排便、性功能等功能障碍的存在）、患者自身的身体状况、患者意愿以及术者的技术都是选择治疗方式时需要考虑的因素。

9. 围手术期应该注意什么

（1）绝经后阴道黏膜萎缩建议围手术期阴道局部应用雌激素。

（2）术后3个月内禁止性生活，避免提重物及其他增加腹压的活动。

（3）保持大便通畅，避免便秘和长期咳嗽等。

（4）隐匿性尿失禁：子宫、阴道脱垂修复术后，以前就存在的、被掩盖的压力性尿失禁可能会显现出来，必要时可行尿道中段悬吊术。

10. 哪些生活方式行为疗法可以改善盆腔脏器脱垂的临床症状

一些盆腔脏器脱垂相关的临床症状可以选择生活方式行为疗法。例如，排便功能障碍可以通过食用富含纤维素食物、使用缓泻剂等方式进行改善。双腿抬高的坐姿可以缓解膨出的临床症状。在专业人员的指导下或自主地进行盆底肌肉的锻炼，能够改善症状，延缓盆腔脏器脱垂的进展。

11. 患者自己能做些什么来缓解症状吗

一些患者在进行盆底肌锻炼后会感觉好转，这些锻炼可加强控制排尿和排便的肌肉，也称为凯格尔运动。具体的锻炼内容如下：凯格尔运动可在专人指导下锻炼，亦可居家自主锻炼，做收缩肛门、阴道的动作找到正确的盆底肌群，每次收缩盆底肌（即缩阴提肛运动）不少于3s，然后放松，放松时间2~6s，连续做15~30min，每日重复3次；或每日150~200次缩阴提肛运动。注意

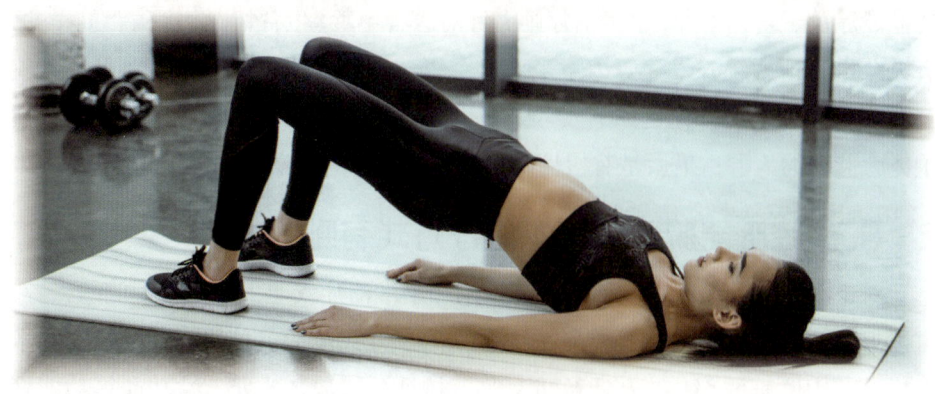

不要同时收缩腹肌及大腿肌肉,需长期坚持。

12. 使用子宫托应注意哪些

子宫托不宜高温消毒,因高温可使塑料托变形。子宫托在每次使用前先将托洗干净,然后用 1∶5000 高锰酸钾溶液浸泡 15min,再用温开水洗干净,即可使用。应坚持每日起床时上托,夜间睡前取托(冬季则可每隔两天取出洗干净,次日晨再上托),上托前要排空二便。月经期或妊娠三个月后应停止使用。

13. 盆腔脏器脱垂如何预防

(1)做好计划生育,避免多产。

(2)加强孕期保健,定期做产前检查,孕期注意劳动保护,不要参加过重体力劳动。

(3)产后注意休息,增加营养,做产后体操、盆底肌锻炼盆底康复等。

(4)及时治疗便秘、慢性咳嗽,适当控制体重,应尽量减少提重物以及增加腹压的活动。

(5)有子宫脱垂需切除子宫者应在子宫切除的同时进行顶端重建,以免术后发生阴道穹窿膨出。

十二、盆腔肿瘤

1. 哪些人群容易患宫颈癌

(1)性行为过早:性行为过早是指在 18 岁之前发生性行为,早婚指 20 岁之前结婚。

（2）性生活不良。

（3）同时存在多个性伴侣、性生活较为频繁、性伴侣为高危人群。高危人群是指患有阴茎癌、生殖器疣、淋病、生殖器疱疹、前列腺癌以及前妻有宫颈癌病史的男性。

（4）吸烟。

（5）宫颈慢性疾病。

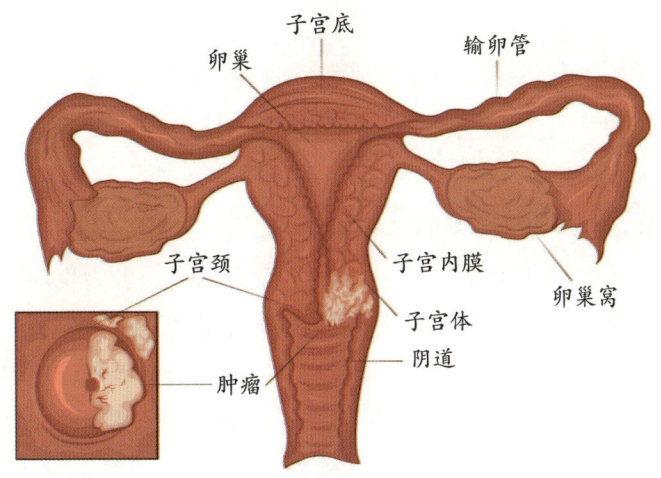

宫颈癌

2. 宫颈癌的高风险人群如何早期预防

对于宫颈癌的高风险人群，其预防方法主要是规避危险因素，如过早性行为、性生活不良、吸烟等，普及防癌知识，开展性卫生教育，定期体检；有异常症状及时就医；积极治疗性传播疾病，早期发现及诊治宫颈上皮内瘤变（cerrical intraepithelial neoplasia，CIN）患者，阻断浸润性宫颈癌的发生；接种人乳头瘤病毒（human papilloma virus，HPV）疫苗。

3. 女性体检发现子宫肌瘤如何处理

无症状的小肌瘤一般无需治疗，绝经后肌瘤多可萎缩或逐渐消失。每3～6个月随访检查一次妇科超声检查，超声检查能较准确地显示肌瘤的数目、大小及部位，必要时用宫腔镜、腹腔镜、子宫输卵管造影等协助检查。子宫肌瘤导致月经过多继发贫血,药物治疗无效或严重腹痛、性交痛、慢性腹痛,或有膀胱、直肠压迫症状,或肌瘤增长较快,疑有恶变者应手术治疗。

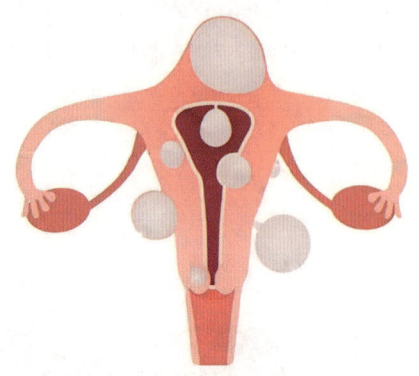

子宫肌瘤

4. 体检发现卵巢囊肿怎么办

卵巢囊肿是出现在卵巢上的所有囊性肿物的统称,分为生理性和病理性。常见的多为生理性囊肿,如卵巢黄体囊肿、卵巢滤泡囊肿,均和月经周期密切相关;病理性囊肿如卵巢子宫内膜异位症、畸胎瘤、囊腺瘤、囊腺癌、卵巢积脓等。对于初次发现的卵巢囊肿 < 5cm,若提示囊性未见实性成分,可于月经干净后复查排除生理性囊肿;对于超声检查发现的囊肿直径 > 5cm,壁薄光滑、单房,在确定治疗前可随访3个月经周期排除生理性囊肿,若随访3个月经周期后囊肿依然存在,可至正规医疗机构的妇科诊疗,完善相关检查后决定是否

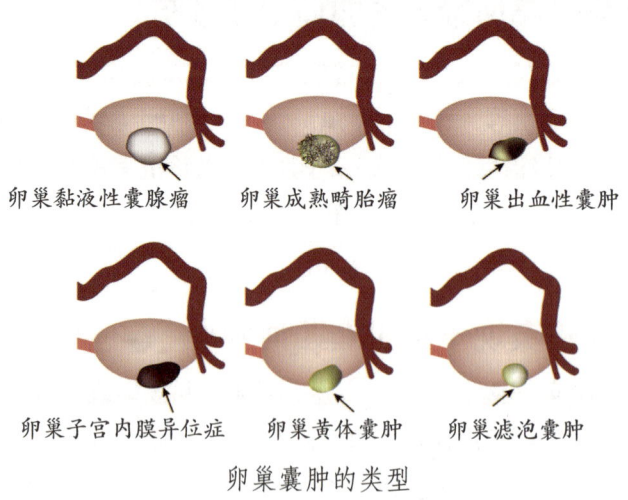

卵巢囊肿的类型

手术。

5. HPV 是如何感染的

很多人认为感染了 HPV 是一件很不光彩的事情,认为是另一半不检点。很多人都知道,HPV 主要通过性行为传播,但是感染 HPV 并不意味着"道德有问题"。研究发现,接触被 HPV 感染的卫生用品(比如马桶、卫生间、浴盆、浴巾)也会有被传染的可能性,所以免疫力低下时,到泳池、温泉、宾馆等处要格外注意。目前越来越多的证据显示性传播不是感染 HPV 的唯一途径。

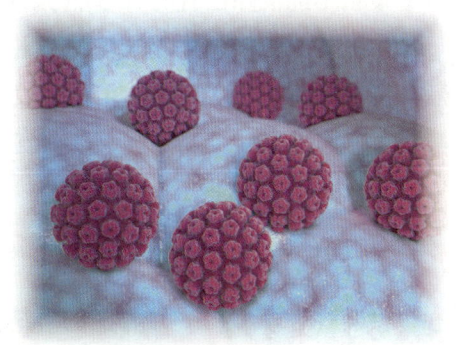

当前世界上主要的 HPV 诊治规范,都没有提到感染了 HPV 需要进行避孕,所以可以这样认为:感染 HPV 是可以有性生活的,但是最好采用避孕套进行隔离。当然,如果 HPV 已经引起尖锐湿疣等病变,那么应该治愈后再恢复性生活。

单纯 HPV 感染而没有其他病变是可以备孕的。但是如果合并出现其他病变,比如宫颈上皮内低度病变、宫颈上皮内瘤变等,建议最好治疗后再备孕。

6. 打了 HPV 疫苗还会得宫颈癌吗

随着 2、4、9 价 HPV 疫苗的上市,我国迎来了 HPV 疫苗接种热潮,不少女性都去接种疫苗。HPV 疫苗是全球第一个肿瘤疫苗,对宫颈癌的预防作用是显而易见的。世界卫生组织推荐的宫颈癌防控策略中一级预防为 HPV 疫苗接种和开展健康教育,2017 年美国临床肿瘤学会 ASCO 也推荐接种 HPV 疫苗,但接种疫苗后并不意味着不会得宫颈癌。

首先,接种 HPV 疫苗是必要的。HPV 疫苗可以从根本上阻断 HPV 传播,是最特异、最有效的预防措施。年龄 < 45 岁女性即使定期做妇科筛查,仍有必要接种 HPV 疫苗。需要注意的是,HPV 疫苗对已经感染了相应 HPV 的人群不再具有保护作用,须在高危 HPV 感染之前进行接种。事实上,HPV 疫苗并不能 100% 预防宫颈癌。首先,HPV 疫苗不能覆盖所有高危型 HPV 亚型;其次,疫苗的有效时间仍未确定,即使根据模型预测其有效期为 20 年,在推荐年龄

（11～12岁）完成三针接种，疫苗保护期也只到31～32岁；最后，现有的HPV疫苗不能清除已有的HPV感染或覆盖所有的致癌型别。

在我国，40～60岁仍是宫颈癌主要高发期，且近年来宫颈癌有年轻化趋势。筛查仍是目前预防宫颈癌的主要手段，有性生活的女性无论是否接种过疫苗，都需要定期进行宫颈癌筛查。接种疫苗配合定期筛查才是正确预防宫颈癌的措施，切勿抱侥幸心理。

7. HPV感染常见于哪类中医体质偏颇人群

感染HPV其实是一个常见的事情，短暂的感染不是特别的事件，就类似于感染上了流感病毒，甚至没有出现流感症状，病毒就已经从体内被清除了。只有长期、持续、高浓度地与HPV亲密接触，才会在小部分人中引起宫颈的癌前病变和宫颈癌。

感染HPV后的临床表现主要取决于我们自身免疫系统的强大与否，从中医的角度讲，是体质不同的原因。中医体质学说认为，体质决定着是否发病以及病态发展过程中的不同倾向性。身体感受同种邪气后，会因体质不同而出现不同的病变倾向。HPV的持续感染，一方面是正气虚弱导致身体易感染HPV，另一方面是由于湿热毒邪的长期侵犯，继而损伤人体正气。

研究表明，平和体质的女性感染HPV后大多可以自身清除，而偏颇体质特别是湿热体质、痰湿体质、气虚体质、阳虚体质的感染者持续感染的概率高，尤其是湿热体质的女性。湿热体质者形体多偏胖，常表现为面垢油光，易口苦口干，身重困倦，易生痤疮粉刺，心烦懈怠，眼睛红赤，大便短赤，男易阴囊潮湿，女易带下增多，舌质偏红，苔黄腻，脉象多见滑数。其性格多急躁易怒，对潮湿环境或气温偏高等湿热交蒸气候较难适应，尤其是夏末秋初。

8. HPV感染可以根治吗

近年来，随着HPV疫苗的成功研制以及HPV的广泛筛查，越来越多的人开始认识并了解HPV，知道HPV的感染与宫颈癌的发生具有直接的相关性。所以每当女性在检查的过程中发现有HPV感染就会觉得特别紧张，觉得似乎发现了HPV感染，就等于宣判自己患上了宫颈癌。

其实发现HPV感染，重要的不在于如何将病毒清除，而且药物也是无法将它彻底清除的。重点在于提示我们应该尽早地发现是否有宫颈病变或者癌前病变的存在，比如高危型的 HPV 感染，尤其是 HPV-16 和 HPV-18 感染，或者宫颈 TCT 检查发现异常的，就要进一步在阴道镜下活检。如宫颈有病变，需要积极阻止它发展，能够在癌前病变或者宫颈原位癌期间进行治疗，都是可以取得非常好的治疗效果，甚至还能保留生育功能。但如果宫颈不存在病变，则不需要进行任何治疗，定期复查宫颈 TCT 和 HPV 检查就可以了。

9. 体检发现 HPV-16 和 HPV-18 阳性如何处理

无论是 HPV-16 和 / 或 HPV-18 阳性，需要配合了解宫颈薄层液基细胞学检测（TCT）检查。如果宫颈 TCT 检查异常，建议立即妇科治疗，如果未见宫颈 TCT 检查异常，也建议行阴道镜下宫颈活检术，针对可疑部位进行活检协助明确诊断。另外，有 HPV-16 和 / 或 HPV-18 阳性伴有同房出血、阴道异常分泌物症状的患者，也建议立即妇科治疗。

10. 宫颈癌广泛性子宫切除术是大手术吗

广泛性子宫切除术是治疗宫颈癌的基本术式，较筋膜外子宫切除术范围更大，不但要切除子宫，还要切除子宫周围组织 3～4cm，包括子宫主韧带、骶韧带、阴道等，以及清扫区域淋巴结。因为子宫邻近器官前有膀胱，后有直肠，两侧有输尿管，在分离、切除子宫时，这些邻近器官有可能会损伤。另外，手术会加重对盆底支持结构的破坏，同时会增加对盆腔神经的损伤，进而引起盆底疾病的发生。

11. 宫颈癌手术对性生活会有影响吗

宫颈癌手术对性生活会有一定的影响，根治性子宫切除手术是治疗宫颈癌的常用手术方式，标准的广泛性子宫切除术后会导致女性阴道缩短，破坏盆腔生殖器血液供应和损伤盆腔内脏神经，可能影响性唤起和性高潮。所以对于性生活受到影响的患者，建议尽早到正规医疗机构评估及康复治疗。

12. 全子宫切除对性生活会有影响吗

子宫是女性重要的生殖器官，子宫颈位于阴道顶端，在性交的过程中可分泌黏液以润滑阴道，宫颈周围有重要的感觉神经，是性生活过程中提高感受性、促进性高潮的重要组织。全子宫切除会改变盆底阴道、膀胱、直肠的正常生理位置，使宫颈分泌黏液的功能紊乱，导致阴道干涩、性满意度和性快感降低。

13. 尿潴留的表现是怎样的

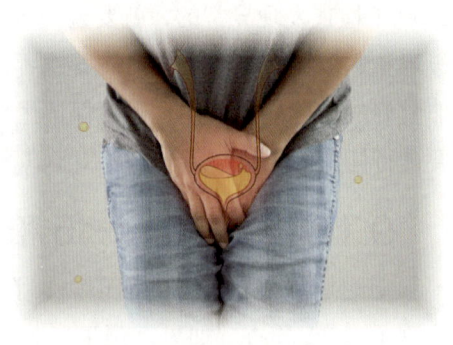

尿潴留指膀胱储存尿液无法顺利自主排出的一种临床表现，分为急性尿潴留和慢性尿潴留。急性尿潴留患者发病突然，膀胱内充满尿液不能排出，肿痛难忍，辗转不安。慢性尿潴留多表现为排尿不畅、尿频，常有尿不尽感，有时可出现尿失禁现象。

14. 宫颈癌术后为什么会出现排尿困难呢

手术导致支配膀胱的自主神经损伤、术后泌尿系统及盆底解剖位置改变可能是发生下尿路功能障碍的两大原因。①广泛性子宫切除术手术范围广、创伤面大，可能损伤腹下神经（交感神经）、盆腔内脏神经（副交感神经）、下腹下神经丛膀胱支、盆神经丛；②依据Delancey提出的盆底支持理论，广泛性子宫切除术使患者失去了在第一水平的盆底支持即顶端支持，水平支持及远端支持也有不同程度的散失，可导致膀胱后方空虚、尿道位置下移。失去后方支撑的充盈膀胱与尿道后段易形成锐角，可导致排尿时尿液不易排出，形成尿潴留。

15. 宫颈癌术后尿潴留可以用电刺激治疗吗

临床研究发现，对于早期（≤ⅡB1期）的宫颈鳞癌患者，一般建议术后病理检查证实肿瘤切除干净、无高危因素、无需进一步辅助治疗后，可以采用电流脉冲刺激女性盆底肌被动收缩，恢复膀胱排尿功能。同时还需排除电刺激治疗禁忌证，禁忌证包括以下：妊娠女性；刺激区域有电子或金属植入物；癫痫患者；患有恶性肿瘤的患者；术后＜3周（伤口区）；有心脏起搏器或严重心律失常的患者；月经期女性；急性尿路感染的患者；阴道出血；有感知或认知功能障碍的人群。

16. 宫颈癌术后出现尿潴留要怎么改善

可以通过以下几个方面来改善。

（1）养成良好排尿习惯：憋尿可能会引起一个急性尿潴留，加重尿潴留的程度，所以一定要养成排尿的好习惯。拔出导尿管后定时饮水，及时训练并调整排尿习惯，不憋尿、定时排尿。

（2）运动干预：由美国医生提出通过有意识地对以肛提肌为主的盆底肌肉进行自主性收缩锻炼，增强盆底肌肉的力量，进而增加尿道的阻力，达到加强控尿能力的目的。早期实行盆底肌肉训练和腹肌训练可使盆底内中外三层肌肉明显强壮，不仅能促进排尿，减少尿潴留的发生，还能有效预防压力性尿失禁及阴道前后壁膨出发生。

（3）电刺激干预：低频电刺激干预通过皮肤电刺激人体的膀胱区及腰骶部进行治疗，可以加快麻痹的盆底神经恢复排尿功能，消除或减少术后膀胱残余尿或解除其尿潴留。低频电刺激可以根据术后尿潴留的程度，选择不同电刺激类型，不同频率、强度、时间等方面，从而提高盆底神经肌肉的兴奋性，唤醒部分受压而功能暂停的神经细胞，使盆底神经功能恢复，对腰骶部的刺激能兴奋膀胱逼尿肌收缩而促使排尿。

17. 宫颈癌术后需要常规去做盆底康复治疗吗

宫颈癌因分期不同，决定不同的手术方式，不同的手术方式，手术切除的范围不同，对于盆底产生结构及功能的影响也不同。就广泛性子宫切除术来说，要求切除更多的宫旁组织，需要对盆底结缔组织、韧带、筋膜、血管和肌肉做更广泛的处理，手术对盆底支持结构的破坏及盆腔神经的损伤更重，因而盆腔脏器脱垂等疾病更易出现或者加重，所以建议术后最好能进行盆底评估，并根据评估结果来决定是否需要盆底康复治疗。

18. 子宫肌瘤一定要做子宫全切术吗

子宫肌瘤不一定要做子宫全切术，对于宫颈防癌筛查正常的患者，可保留宫颈，但需术后定期进行宫颈细胞学检查、HPV检查等，防止宫颈病变。

19. 子宫全切术与次切术两种手术有什么不同

二者主要是手术范围的不同，对盆底产生的影响也不同。子宫全切术不仅切除子宫体及宫颈，而且切断了宫体、宫颈与盆壁相连接的支持韧带及盆底中心位置的宫旁组织，对盆底的整体结构及周围神经肌肉组织造成破坏。而子宫次切术保留宫颈，一般无需下推膀胱和直肠，不切断子宫主韧带、骶韧带这两个主要的支持韧带，多数学者认为子宫次切术不影响盆底解剖结构及功能。

20. 子宫全切术会对盆底造成怎样的影响

子宫全切术主要造成盆底整体结构及周围神经肌肉组织的破坏。子宫全切术切除子宫体及宫颈，切除宫颈时需切断主韧带和骶韧带及盆底中心位置的宫旁组织，还对膀胱和直肠的神经支配造成一些影响，改变了盆底的整体结构和生理状态，进而可能发生盆底功能障碍性疾病，如盆腔脏器脱垂、压力性尿失禁、阴道松弛、性生活不满意、便秘等。

21. 为什么子宫全切术术后会出现尿潴留

子宫全切术术后出现尿潴留可能是因为损伤了盆腔神经引起的。手术过程中不可避免地损伤了对控制膀胱及肠道的平滑肌收缩有重要作用的盆腔神经丛，从而影响膀胱、肠道及阴道功能。神经传导受损造成神经性膀胱麻痹，骶髓排尿反射中断，使逼尿肌反射差，影响膀胱收缩及括约肌松弛而引起膀胱麻痹尿潴留。

22. 做子宫次切是不是以后就不会有阴道前（后）壁膨出

做子宫次切不代表以后就不会有阴道前（后）壁膨出，子宫次切术保留宫颈，一般无需下推膀胱和直肠，不切断子宫主韧带、骶韧带这两个主要的支持韧带，目前大多数学者认为子宫次切术不影响盆底解剖结构及功能。虽然手术不影响盆底结构及功能，但不代表以后不会有阴道前（后）壁膨出。因为随着年龄增加，盆底肌肉及韧带也会松弛，有可能以后会引起阴道前（后）壁膨出。

23. 子宫全切术后没什么不舒服，该不该进行盆底康复

对于子宫全切术后的患者，术后 3 个月后可进行盆底功能的评估。有研究表明，子宫全切术后随着时间延长，盆底肌力、盆底肌电峰值呈下降趋势，患者盆底功能障碍可能加重。因此，术后及时进行有效的患者康复训练，能够明显地改善患者的盆底功能。术后盆底康复的效果与患者术后盆底组织弹性、柔软程度密切相关。组织柔软者只需进行适当的盆底康复训练，即可恢复功能。若是术后很长时间才开始训练，由于术后部分组织已渐纤维化，训练效果并不够理想。所以，术后训练最佳时机为手术残端愈合良好，还未形成坚硬瘢痕的时候。

24. 目前盆底康复治疗手段有哪些？应该怎么选择

目前，盆底肌康复训练的方法包括盆底肌训练、盆底康复操、低频电刺激治疗、生物反馈治疗等。盆底肌康复训练可一定程度上加强盆底肌肉收缩力、张力、兴奋盆底神经、促进盆底血液循环、有效减少术后盆底功能障碍性疾病的发生。低频电刺激或生物反馈治疗通过电流信号刺激肌肉增强盆腔收缩功能，也可改善盆底肌肉的松弛状态，并令患者形成自然反射。联合多种盆底康复治疗方法能更有效地恢复患者的盆底功能，获得更为明显的临床效果。具体怎么选择，需根据自身的情况进行盆底功能评估，然后选择适合自己的一种或多种的盆底康复治疗方式。

25. 子宫全切术后1个月可以做瑜伽吗

不建议做瑜伽，子宫全切术后至少三个月以上，待残端生长好了才可以，并建议手术残端愈合后进行早期盆底康复。经过国内外长期临床研究证实，早期盆底康复治疗对盆底软组织损伤、神经损伤、循环改善、性器官功能恢复等方面具有明显效果，可以降低压力性尿失禁的发生率，提高盆底肌肉肌力，延缓阴道顶端下移，维持阴道紧缩度，在一定程度上改善性生活质量。

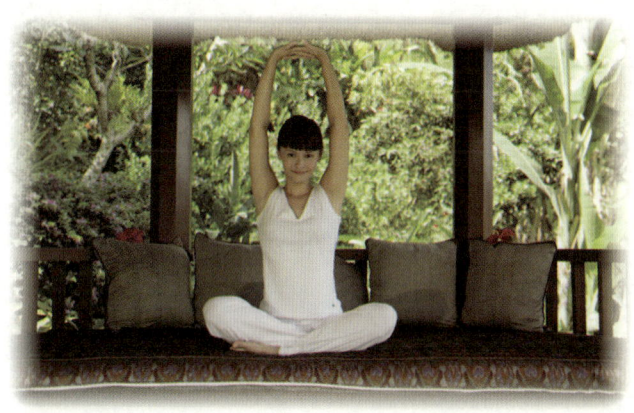

26. 体检发现女性盆腔积液如何处理

绝大多数盆腔积液都是生理性的，排卵后、月经期都可能出现少量积液。生理性积液也没有原发性疾病，无需进一步检查和治疗。如果没有症状，积液量在1～2cm内无需担心。病理性积液可能是因为宫外孕、卵巢囊肿破裂出血、肿瘤性腹水，就需要积极治疗原发病。

盆底检查篇

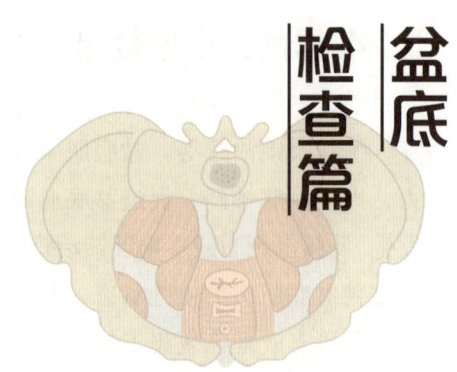

1. 盆底疾病筛查的实验室检查手段有哪些

（1）常规体检指标：生化全套（肝功能、肾功能、血脂、血糖、电解质等）、血常规、尿常规、粪常规、粪便隐血试验。

（2）盆腔炎症性疾病相关指标：C反应蛋白（CRP）、尿培养药敏试验。

（3）肿瘤标志物指标：癌胚抗原、糖类抗原19-9、糖类抗原125、糖类抗原72-4、糖类抗原50、前列腺特异性抗原、游离前列腺特异性抗原、人附睾蛋白4（HE4）、血清β人绒毛膜促性腺激素（β-HCG）。

（4）内分泌激素指标：抗米勒管激素（AMH）、性激素检测（包括卵泡刺激素、黄体生成素、雌二醇、睾酮、催乳素）。

（5）妇科和男科专项检查：妇科检查、白带常规、薄层液基细胞学检查、人乳头瘤病毒检测、妇科DNA倍体检测、阴道液体生化检测、前列腺液检查等。

2. 妇科检查前需要做哪些准备工作？盆底疾病筛查的影像检查手段有哪些

妇科检查前准备：①非经期检查；②检查前48h避免同房；③避免阴道用药和阴道冲洗；④检查前排空小便。

（1）超声检查：腹部超声检查（包括消化系统、泌尿系统、生殖系统）、阴囊彩超、经阴道彩超、经直肠超声检查、盆底超声检查、肛管直肠腔内超声检查、超声内镜检查术（endoscopic ultrasonography, EUS）等。

（2）X线检查：脊柱摄片、腹部平片、骨盆拍片、消化道造影、静脉肾盂造影、腹腔造影、盆腔静脉造影、钡灌肠造影、排粪造影、数字减影血管造影

（DSA）、窦道造影、脊髓造影等。

（3）CT 检查：全腹 CT、CT 尿路造影（CTU）等。

（4）MRI 检查：盆腔 MRI、MRI 排粪造影、磁共振尿路成像（MRU）等。

（5）PET-CT 检查。

3. 肠镜检查后需要注意哪些事项

（1）如果做的是普通肠镜，检查过程中无息肉切除等治疗。在饮食方面，检查当天可以进食半流质，如稀饭、面条、蛋糕，第二天进食软食。同时注意不要剧烈活动，如果检查过程中因疼痛较剧烈进镜不顺利，活体组织检查出血较多者应尽量减少活动。同时观察有无腹痛、腹胀、便血，首次排便情况。如果出现腹痛较剧烈，便血量多或夹杂血凝块，请及时就医。

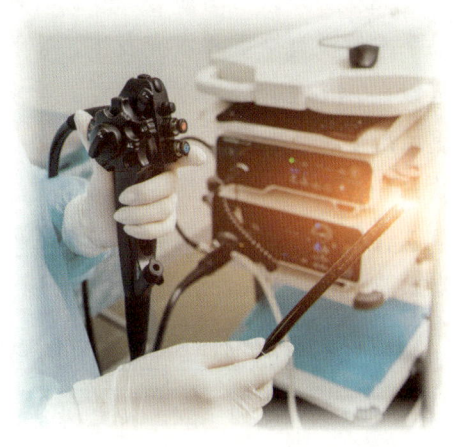

（2）如果做的是无痛肠镜，检查过程中无息肉切除等治疗，检查完神志完全清醒（自觉头不晕）后由家属陪同返回。注意检查后 24h 内不得开车、骑车、从事高空作业、精密工作。在饮食方面，待神志清醒 30min 后进食半流质，如稀饭、面条、蛋糕，第二天进食软食。检查当日应以卧床休息为主，不宜外出。同时观察有无腹痛、腹胀、便血，首次排便情况。如果出现腹痛较剧烈，便血量多或夹杂血凝块，请及时就医。

4. 肠镜检查前需要做哪些准备工作

（1）心理准备：放松心情，消除疑惑和紧张情绪。

（2）检查之前需要肠道清洗：①检查前三天饮食宜清淡，前一日不要吃富含纤维的蔬果，检查当日禁食；②肠道清洁的方法很多，每个医院用药都不一样，应按医嘱进行肠道准备（特别是进行无痛肠镜检查者）。口服药物肠道清洁者，服药后要多饮水，最后排出粪便呈清水或淡黄色、无粪渣，为最佳的肠道清洁效果。

5. 肠镜息肉夹除后需要注意哪些事项

结肠息肉夹除术后，应当注意患者腹部症状和体征的变化，比如有没有出现腹痛、腹胀，有没有出现便血，并注意便血的量与性状，及时排除手术可能发生穿孔与出血等并发症。如果手术后没有严重并发症发生，一般可以在24h之后给予流质饮食，看恢复情况1~2天后逐步过渡到半流质饮食和普通软食。术后一段时间要注意饮食清淡，进食易消化食物，避免吃太油腻的食物或者生冷饮食，可以少食多餐，不要暴饮暴食。

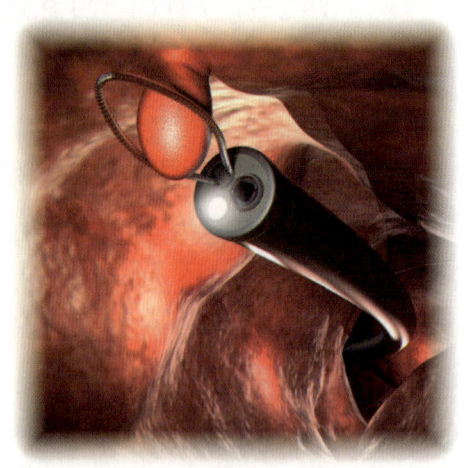

6. 体检做哪些检查可以排查大肠癌

（1）粪便隐血试验（大便OB）：最常用，简单易行，适用于大规模筛选，可降低大肠癌死亡率15%~33%，但该指标受饮食影响大、敏感性及特异性差，可作初筛方法。

（2）电子结肠镜检查：可观察全结肠，可做活体组织检查和息肉治疗，是诊断大肠癌的"金标准"，但肠道准备复杂，有一定痛苦和危险性且成本高，可作其他方法阳性时的复筛方法。

（3）气钡双重对比造影：对小病变易漏诊，不能治疗，敏感性差，不作初筛首选。

（4）仿真结肠镜检查（CT结肠成像术）：敏感性高达90%~98%，对<6mm的病变诊查相对较差，价格贵，要肠道准备，只作不愿意电子结肠镜检查患者的复筛方法。

（5）胶囊结肠镜检查：无痛苦、无创伤，要肠道准备，价格贵，全结肠图片不能完全满意，不能活体组织检查和治疗，只能作为不愿意做结肠镜的补充。

7. 体检做哪些检查可以排查宫颈癌

宫颈液基薄层细胞学检查、人乳头瘤病毒检测、宫颈DNA倍体筛查、生物标志物检测（如 CDK4、肿瘤抑制基因 p16、增殖细胞核抗原 Ki67、DNA 甲基化）、电子阴道镜检查和子宫颈组织活检。

8. 卵巢早衰可以通过哪些体检手段初步筛查

抽血检查性激素六项、抗米勒管激素，生殖系统超声检查，骨密度检测，自身免疫和内分泌检查包括甲状腺功能测定、肾上腺功能测定、甲状旁腺功能测定、血糖、血脂等。

9. 前列腺检查有哪些体检项目

前列腺检查可选的体检项目一般有前列腺经直肠指诊、血清肌酐、尿素氮、前列腺特异性抗原、游离前列腺特异性抗原、尿常规、泌尿生殖系统彩超、前列腺 CT 或 MRI 等。其中，经直肠指诊来评估前列腺大小和质地主观性较大，正常前列腺约核桃大小，质硬且无触痛。前列腺增生或增大导致的膀胱出口梗阻可以引起肾功能损害，导致血清肌酐、尿素氮升高，如出现肾积水、输尿管扩张反流等病变，怀疑肾功能不全时建议选择此检查。若血清肌酐、尿素氮升高，还需要泌尿生殖系统超声检查。对于 50～69 岁的良性前列腺增生男性，可常规检测前列腺特异性抗原和游离前列腺特异性抗原以筛查前列腺癌。尿常规是检测是否有尿路感染、血尿、蛋白尿等。超声检查、CT、MRI 虽然都可以了解前列腺形态、大小、突入膀胱的程度，以及双肾、输尿管、膀胱病变等情况，但是超声检查常作为首选检查。

以上为前列腺体检可选的一般项目，另外还有一些特殊检查，如前列腺液相关检查、国际前列腺症状评分（IPSS）和生活质量评分（QOL）、尿流率、尿流动力学检查、静脉尿路造影、尿道造影、尿道膀胱镜、病理穿刺等，一般不作为常规体检项目。

10. 长期体检发现尿潜血或尿红细胞增多怎么办

尿潜血阳性是通过干化学法检测得出，尿潜血阳性见于血尿、肌红蛋白尿、血红蛋白尿，亦可见于某些药物影响，可有假阳性和假阴性。尿中少量红细胞裂解后可见尿潜血阳性，但红细胞计数可正常。有些生理性情况可出现尿潜血阳性，如剧烈运动、发热。病理性情况

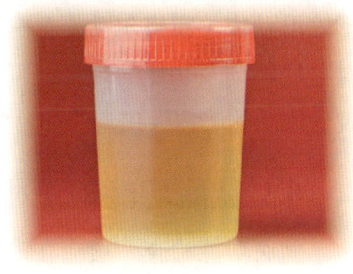

可见于各种肾炎、泌尿系统感染、泌尿系统结石、泌尿系统肿瘤以及可以产生肌红蛋白尿、血红蛋白尿的疾病等，老年男性前列腺增生明显时也可出现。尿潜血阳性不等于血尿，需结合尿常规其他结果和临床资料分析。建议可多次复查尿常规，如果结果仍阳性时，请到正规医疗机构肾内科进一步诊治。

尿离心沉淀后红细胞在每高倍视野平均超过3个为尿红细胞增多，称为镜下血尿。尿红细胞增多可见于各种肾炎、泌尿系统感染、泌尿系统结石、泌尿系统肿瘤、外伤等。有些生理性情况也有可能出现少量血尿，如剧烈运动、发热。尿液检查发现尿红细胞增多后，需进一步鉴别真性血尿还是假性血尿（阴道、肛门出血混入尿中导致的假性血尿），排除假性血尿后需进一步明确血尿来源（肾小球源性/非肾源性）。体检发现尿红细胞增多后，建议复查，若为女性需排除经期或妇科检查影响后再次复查。若反复血尿，需到正规医疗机构肾内科进一步诊治。注意清淡饮食，忌辛辣刺激食物，适当休息，适当饮水。

11. 盆底肌功能检查怎么做

盆底肌功能检查主要是通过仪器或医生指检来判断女性盆底肌功能状况的一项特殊检查。医生可将手指置入被检测者的阴道，然后让被检测者配合指令做出屏气收缩等动作，从而通过阴道收缩的力度和阴道、子宫颈脱垂的程度来综合判断女性盆底肌功能的状况。盆底肌功能的判断也可以进行盆底肌电图检查，将电极棒放到患者阴道里，采集盆底肌肉的肌电信号和压力，从而判断患者盆底肌受损的情况及严重程度。另外，还可以通过核磁共振来观察盆底肌肉的厚度以及形态，了解盆底肌的情况。在做这些检查前不需要做准备，也不需要排便干净。

12. 盆底功能影像检查是做什么的？能看到什么

盆底功能影像检查包括X线排粪造影、盆底三维或四维超声、盆底动态磁共振成像（MRI），这些检查通常包括静态成像和动态成像，动态成像一般包括缩肛动作（凯格尔动作）、力排动作（瓦尔萨尔瓦动作）、排便动作。通过对盆底解剖及功能的观察，可以发现盆腔内的器官、肌肉及韧带等的病变，发现盆底功能障碍性疾病，如盆腔脏器脱垂、尿失禁、粪失禁、便秘等。

13. 盆底功能检查和盆腔检查是看一样的东西吗

盆底功能检查一般应在产后6～8周、产后6个月、产后1年进行检查，必要时随诊复查。盆底功能检查主要是对盆底肌肉、韧带等支持结构做一个全面的评估。筛查项目包括盆底肌功能测试、腹直肌功能测试、盆底压力及张力测试、尿流动力学检查等。

盆腔检查是对子宫、阴道、输卵管、卵巢、膀胱和直肠等多个器官进行检查。

14. 排粪造影是什么？怎么做

排粪造影主要是针对一些便秘患者的检查。具体的操作方法如下：①患者需要做检查前的肠道准备工作，即肠道清洗；②先行钡剂灌肠，一般灌至降结肠，需钡剂 300～400mL；③患者坐在排粪桶上，分别摄取静坐、提肛、力排、排空后直肠侧位像；④还需要摄取正位像，以显示直肠的情况及其与小肠、乙状结肠的关系。

15. 排粪造影需要做什么准备工作？需要多长时间

（1）肠道准备：①检查的前 3 天患者保持正常规律饮食及生活，禁止使用任何有助于排便而改变平常排便习惯的食物或药物；禁止采用灌肠方法等帮助排便；②排粪造影前对患者进行必要的解释，解除顾虑，以便配合检查。造影时要求患者尽量减少弯腰、扭动或其他不必要的动作，以保证透视、摄片影像的良好质量。

（2）对比剂选择：对比剂采用医用硫酸钡（Ⅰ型），加入少量Ⅱ型钡剂，以便更好地显示黏膜皱襞。

16. 直肠脱垂影像检查怎么诊断

（1）钡剂灌肠可以用来观察大肠的病变，对直肠脱垂的诊断具有重要的临床价值。患者经口服钡剂或钡剂灌肠可以显示出结肠的生理状态，从而判断是否有结肠组织的脱垂。

（2）超声检查：取膀胱截石位，将探头置于会阴部，在显示阴道及直肠肛管连接部的正中矢状面上，分别于静息时和力排时观察并记录直肠壶腹部位置，测量其与耻骨联合下缘的相对距离，若距离超过正常值，则直肠壶腹部位移过大，提示直肠脱垂。

（3）MRI：直肠脱垂女性患者的肛提肌结构较健康女性发生一定程度变化，其肛提肌裂孔宽度（LHW）、肛提肌裂孔长度（LHL）、左侧肛提肌与耻骨联合下缘距离（LSG-L）、右侧肛提肌与耻骨联合下缘距离（LSG-R）、肛提肌板角度（LPA）较健康女性均增大。①LHW是肛提肌裂孔横向左右内侧面的最大距离；②LHL是耻骨联合下缘与肛提肌裂孔中缝间的连线距离；③LSG为左右两侧肛提肌最前方与耻骨联合下缘间的距离，左右两侧间距分别为LSG-L和LSG-R；④髂尾肌和盆腔水平面于矢状面上所形成的角度为LPA，是肛提肌板和水平面的夹角。

17. 影像检查能够诊断盆底失弛缓综合征吗

影像检查能够诊断盆底失弛缓综合征，三维动态超声检查、X线排粪造影、盆底磁共振检查都可以准确诊断盆底失弛缓综合征。盆底失弛缓综合征是指盆底横纹肌由于神经支配异常或反射异常而引起的一组症候群，其临床特征为排便时盆底肌肉矛盾收缩或不能充分松弛，是排便障碍型便秘中的一类，通过测量肛管直肠角（肛直角）在静息期、缩肛期、力排期、排便期的角度变化进行诊断。正常人力排期肛直角增大，若力排时肛直角反常变小，则提示盆底失弛缓综合征，正常力排时不应有耻骨直肠肌压迹，如力排期发现耻骨直肠肌压迹，也提示盆底失弛缓综合征。

18. 骨盆前倾如何判断

找一面垂直于地面的平面墙壁，后背部、腰部、头部、臀部以及足跟都紧贴墙壁。如果可以将一只手塞进腰部与墙面之间，则证明腰椎向前弯曲的角度比较大，存在这种情况的人可能就是骨盆前倾。在硬板床或者平面地板上，身体放松地仰卧、平躺在上面，将腰部放松与平面贴近，腰部可以贴到床面或者地板上的人基本不存在骨盆前倾的情况；但是如果腰部不能与床面接触而处于悬空状态，基本上就属于骨盆前倾。

数字X射线摄影（digital radiography，DR）骨盆正位片中，测量髂骨角，髂骨角即髂前上棘（髋臼外缘连线）和躯体H线（组成两侧髋臼髂骨最下缘的连线）的夹角，可以判断骨盆前倾。新生儿约正常髂骨角55°，正常范围43°~67°。

19. 怎么判断盆底损伤程度

做盆底肌力测评，肌力级数越低，盆底肌损伤程度越大。

1级：能感觉到肌肉轻微收缩（蠕动），但不能持续。

2级：能明显感觉肌肉收缩，但是仅能持续2s，并能完成2次。

3级：肌肉收缩能使手指向上向前运动，持续时间可达到3s，能完成3次。

4级：肌肉收缩有力，能抵挡手指的压力，持续时间可达4s，能完成4次。

5级：肌肉收缩有力，能持续对抗手指压力达5s或以上，完成5次以上。

20. 磁共振检查需要多长时间？盆底功能检查有什么特别

一般检查需要20~30min。盆底功能检查主要是对盆底肌肉、韧带、筋膜等支持结构检查评估，另外还涉及器官的评估，如前盆腔的膀胱、尿道，中盆腔的子宫、阴道，后盆腔的直肠、肛管。无论男女都可以进行盆底功能检查。MRI软组织分辨率高，其扫描范围上界为双侧股骨头上缘，下界为会阴体下缘，两侧界为双侧坐骨棘间。盆底功能检查最好选用MRI或者超声检查，一般不选用CT检查。

21. 盆底磁共振检查怎么判断子宫、阴道脱垂

子宫脱垂是指子宫从正常位置沿阴道下降，宫颈外口达坐骨棘水平以下，甚至子宫全部脱出阴道口以外。

先以耻尾线（PCL）作为衡量盆腔脏器脱垂程度的基准线。

子宫脱垂：以PCL为指示线，正常女性子宫位于PCL线上，脱垂患者子宫位于PCL线下。

阴道脱垂包括阴道前壁脱垂和阴道后壁脱垂，阴道前壁脱垂也称阴道前壁膨出，阴道内2/3膀胱区域脱出称为膀胱膨出。阴道后壁膨出又称为直肠膨出，阴道后壁膨出常伴随子宫直肠陷凹疝，如内容物为肠管，则称之为肠疝。

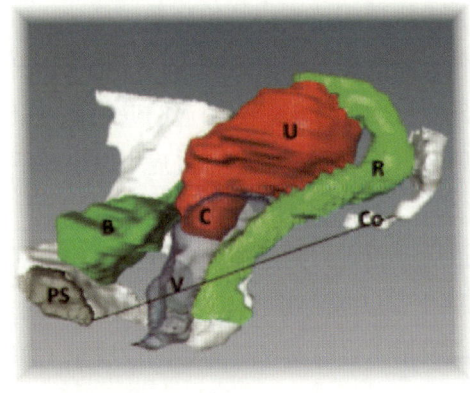

正常子宫位置

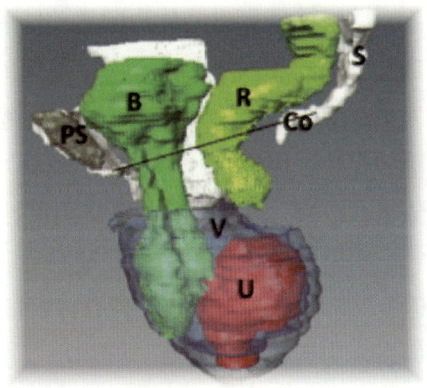

子宫脱垂位置

22. 腹直肌分离在影像上能否清楚显示

高频超声检查有利于早期发现和诊断腹直肌分离，且漏诊率低，利于实时动态评估孕产妇腹直肌分离症状，以早期预防和治疗。患者采用仰卧位，将超声探头的长径垂直于腹白线横向放置在腹部，在患者呼气末分别测量脐中心、脐中心以上 2cm 及脐中心以下 2cm 3 个位置的两侧腹直肌内侧缘间距离，可以精确地读出腹直肌分离的数值。

CT 检查腹直肌分离是一种简便、准确的方法，它可以利用 CT 强大的后处理功能准确地判断腹直肌分离的范围、形态、腹壁前突程度及腹壁疝伴发与否，并能较好地评价术后效果，对制定手术方案也有明显的价值。MRI 方可清楚显示腹直肌分离，但由于价格昂贵，目前腹直肌分离应用较少。

23. 子宫、阴道脱垂需要做什么影像检查？怎么判断

阴道脱垂可做盆底三维彩超检查、盆底磁共振检查或 X 线排粪造影检查。在磁共振检查中，可使用 PCL 线诊断系统或 HMO 分度系统判断。以下主要介绍使用 PCL 诊断系统判断，分别测量受试者最大用力状态时各指示点至 PCL 的距离（线上记为"＋"，线下记为"－"），具体分度如下。

（1）0 度：各指示点均位于 PCL 线以上或低于 PCL 线 < 1cm。

（2）根据前、中、后盆腔任一指示点位置低于 PCL 线的距离判断：①Ⅰ度距离 1 ~ 3cm；②Ⅱ度距离 3 ~ 6cm；③Ⅲ度距离 ≥ 6cm。

24. 阴道前壁膨出是否就是阴道脱垂？阴道前壁膨出和阴道脱垂怎么鉴别

阴道前壁膨出又称为阴道前壁脱垂，由阴道前壁支持结构异常所导致，包括膀胱膨出和尿道膨出。阴道前壁膨出伴有膀胱膨出和尿道膨出，以膀胱膨出为主，如果阴道前壁完全膨出时，容易发生压力性尿失禁。阴道前壁脱垂可以单独存在，可以合并阴道后壁脱垂，临床轻者没有明显症状，重症可以出现下坠感、腰酸，并有块状物脱出阴道外。

阴道脱垂可分为阴道前壁脱垂和阴道后壁脱垂，阴道前壁脱垂可表现为阴道上 2/3 段的膀胱膨出和下 1/3 段的尿道膨出，以膀胱膨出居多；阴道后壁脱垂可表现为后壁顶端脱垂（肠膨出）、中段脱垂（直肠膨出）和会阴段脱垂（阴道口松弛）。

通过影像学检查手段可以鉴别阴道前壁膨出和阴道脱垂,如膀胱后壁向阴道内膨出即阴道前壁膨出,如宫颈最低点沿阴道向下脱出即子宫脱垂。产后阴道口能摸到东西疑似阴道脱垂,可通过超声检查或 MRI 检查准确判断出具体的疾病类型。

25. 盆底磁共振检查显示轻度脱垂,治疗后是否要复查

需复查,通过术后盆底磁共振检查,可以与术前结果对比以了解手术效果,也可以发现其他术前未暴露出来的新问题并及时处理,也为后期继续随访做对比提供资料。

26. 磁共振检查可以清楚显示肛裂吗

肛裂是指齿状线以下肛管皮肤全层破裂形成的小溃疡。MRI 多表现为黏膜下条状长 T1、短 T2 信号,增强扫描可见裂隙状强化,伴感染时可见周边片状强化。

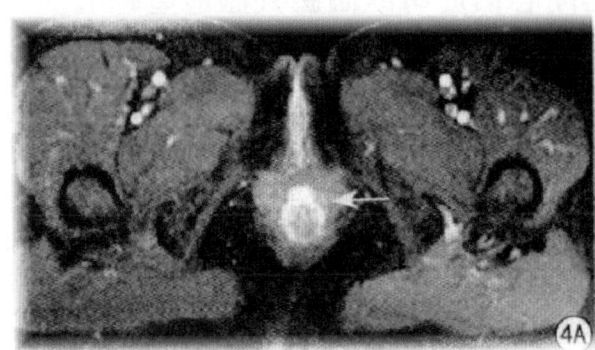
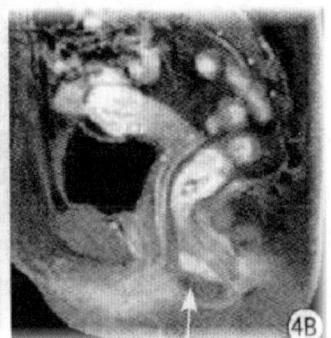

27. 盆底康复训练后,有没有必要再做盆底磁共振检查

盆底康复训练后有必要再进行磁共振检查,盆底康复训练后,做盆底磁共振检查可以精确了解康复训练的效果,盆底功能恢复的程度,为进一步治疗或复查提供有力的参考依据。

28. 尿失禁的影像检查表现是什么

尿失禁可以做盆底磁共振检查,无需憋尿。在盆底动态磁共振检查中,功能尿道长度、膀胱逼尿肌厚度、膀胱颈移动度、尿道旋转角、膀胱尿道后角、

膀胱颈漏斗形成、肛提肌裂孔前后径、面积是重要的测量指标。①膀胱颈移动度≥1.0cm为异常，随尿失禁症状加重而变大；②尿道旋转角≥45°为异常，尿失禁越严重，旋转角越大；③膀胱尿道后角能反映出膀胱角的活动性，与尿失禁严重度无关。

29. 节育环会不会影响磁共振检查

节育环会不会影响磁共振检查主要有两个关键决定因素：一是用什么型号的磁共振机器检查，在高场超导型的磁共振检查上，节育环影响就比较大，低场永磁型的磁共振机器上影响就比较小。二是扫描部位，如果是做头部扫描检查，因为节育环是在下腹部，距离成像区域很远，所以几乎不对成像效果有影响。如果是四肢等部位，影响也很小。但如果是腹部检查，或者髋关节、股骨头的磁共振检查，节育环对图像质量影响很大，需取后方可做磁共振检查。

30. 盆底磁共振检查有无辐射？子宫切除、卵巢切除（结扎）、妊娠期、幽闭恐惧症可以做磁共振检查吗

盆底磁共振检查无辐射，子宫切除、卵巢切除、卵巢结扎的情况可以做盆底磁共振检查。胎儿器官形成阶段即妊娠前三个月的胎儿，对磁共振检查期间的噪声和热量很敏感，在非急症的情况下，应尽量避免磁共振检查。孕期三个月以上的，应权衡利弊，若利大于弊，方可进行磁共振检查。不同患者幽闭恐惧的程度是不同的，程度较轻者可在患者家属的陪伴下闭上眼睛尝试一下，程度严重者不可做，尽量选择其他可替代检查。

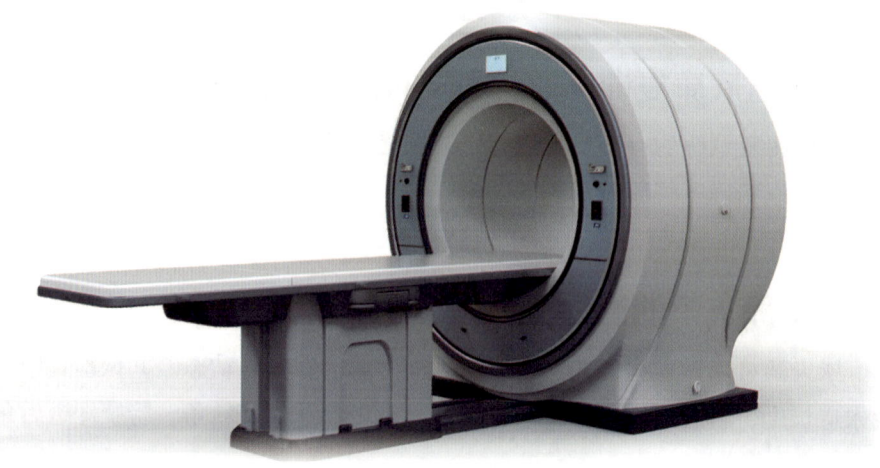

31. 盆底磁共振检查需要呼吸门控吗？月经完之后多少天可以做磁共振检查

盆底磁共振检查不需要呼吸门控，只需要患者听从检查者指示配合做好缩肛动作（Kegel 动作）、力排动作（Valsalva 动作）、排便动作。月经干净三天后至下次月经来临前都可以做盆底磁共振检查。

32. 盆底超声检查有哪些优缺点

盆底超声检查优点：无电离辐射、无创、经济、实时动态、可重复性高、可近距离观察盆底结构，可以有效显像植入材料，比如吊带、补片在 MRI 下不能显示。盆底超声检查局限性：例如患者不会做缩肛 Valsalva 动作，不能得到更准确的数据评估。

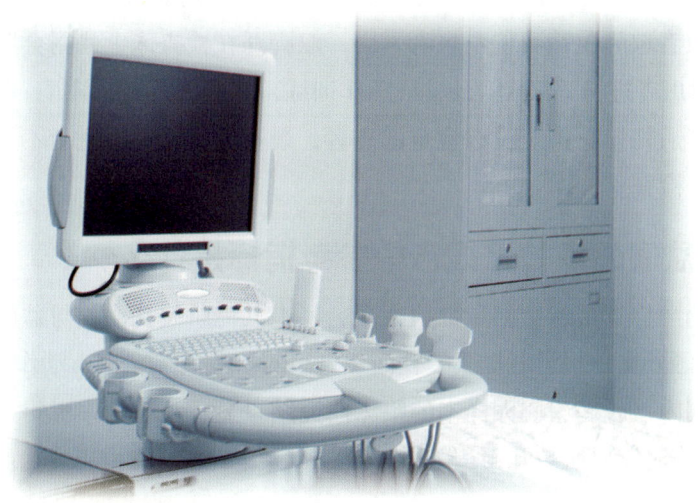

33. 盆底超声检查和常规阴道彩超检查有什么区别？妇科彩超和盆底彩超一样吗

盆底超声检查包括经会阴超声检查、经阴道超声检查和经直肠超声检查三种检查方式，经会阴超声检查可控性好，可同时观察前、中、后盆腔情况，它对肌纤维的观察不如腔内探头。阴道超声检查可以同时观察子宫附件和盆腔脏器情况，但常规阴道彩超检查主要观察子宫附件及盆腔情况，没有诊断盆腔脏器脱垂。妇科彩超和盆底彩超不一样，妇科彩超主要观察子宫附件及盆腔病变，盆底彩超主要检查前、中、后盆腔脏器的脱垂及盆底肌的损伤情况。

34. 盆底彩超的三维和四维有什么区别

盆底三维彩超是在二维彩超基础上，通过特殊容积探头获得容积数据，计算机重建成像而成的。四维是动态三维图像，即在连续容积采集的同时进行三维立体重建并进行运算，通过回放选择所需平面，以多平面模式或不同的立体渲染重建模式显示图像。在盆底超声检查中，最常用的就是超声断层成像（TUI）。

35. 盆底超声检查的注意事项有哪些

检查前，尽量要求受检者排空膀胱和直肠，即使排过粪便者也需使用开塞露排空宿便，顽固性便秘者需要行清洁灌肠。在排空二便后 10~15min 开始检查，这样膀胱内有少量尿液（<50mL）以更好显示膀胱颈，对于残余尿 >50mL 病人需要再次排尿。对于排尿功能严重受损的病人，可以导尿后检查。超声检查患者取膀胱截石位：患者平卧，双脚踩在检查床上暴露会阴部进行检查。做前对患者进行缩肛和 Valsalva 动作训练，直至患者熟练掌握。阴道流血、阴道炎、产后切口感染及没有愈合的患者，严重的痔、肛裂患者不主张进行直肠腔内超声检查。

36. 盆底超声检查报告中参考指标是什么

盆底超声检查报告中测量数值很多，其中肛提肌裂孔面积与盆腔脏器脱垂密切相关，国外文献报道肛提肌裂孔面积大小的参考值：Valsalva 动作时 <$25cm^2$ 为正常。国内盆底多中心大样本的临床研究结果显示，正常中青年女性最大的 Valsalva 动作时肛提肌裂孔面积一般 <$20cm^2$。一般来说肛提肌裂孔面积越大，脱垂程度越严重。

37. 产妇需要常规做盆底超声检查吗

产妇无论有无症状都需要进行盆底超声检查，多选择产后 42 天复诊检查，最迟产后 1 年内复查，通过产后盆底超声检查达到早发现、早治疗的目的，配合早期康复治疗避免或者延缓手术治疗。

38. 产后盆底超声检查主要观察哪些内容

盆底超声检查可用于观察产后盆底结构变化，评估不同方式分娩对盆底功能的影响。其他可观察产后盆腔脏器脱垂情况，早期诊断压力性尿失禁患者，评估产后康复治疗的效果，观察肛提肌和肛门括约肌损伤情况。

39. 剖宫产术后的女性是否需要做盆底超声检查呢

剖宫产女性产后需要做盆底超声检查，由于整个孕期腹腔压力和子宫重力的增加，对盆底组织持续地压迫，造成盆底肌肉、韧带的损伤和松弛。对于一些盆腔脏器轻度脱垂的病人，通过盆底肌训练或康复治疗后可以定期复查盆底彩超，重新评估脏器脱垂程度，评价治疗效果。

40. 考虑阴道前壁脱垂的患者是否有必要做盆底彩超检查呢

有必要，需要通过盆底超声检查进一步明确阴道前壁脱垂的原因，是产后本身阴道的松弛，还是膀胱后壁膨出伴随阴道前壁脱垂，以及是否有其他原因引起阴道前壁脱垂。

41. 产后做盆底彩超的 Valsalva 动作会不会引起盆腔脏器脱垂

有效 Valsalva 动作为盆腔脏器向尾侧移动，持续时间 > 5s；有效缩肛动作为盆腔脏器向头侧移动，持续时间 > 5s。产后做盆底彩超 Valsalva 动作屏气腹部用力不会引起盆腔脏器脱垂，但产后要避免便秘、提重物、长期咳嗽等，可以做些产后盆底功能锻炼，比如凯格尔运动，减轻盆底肌肉松弛。

42. Valsalva 动作与缩肛动作能否同时进行

不能。有的人在做 Valsalva 动作的同时潜意识或者有意做缩肛动作，这样会导致肛提肌共激活，测量肛提肌面积变小，尤其是前后径，所以一定要避免两个动作同时进行。病人应尽量放松，在医生指导下完成正确的 Valsalva 动作。

43. 超声检查报告中，测量膀胱逼尿肌厚度的意义是指什么

膀胱颈是前盆腔的最低点，膀胱颈移动度（BPN）指最大 Valsalva 动作与静息状态时膀胱颈的相对移动距离，它是评价膀胱脱垂的重要指标。对于一些急迫性尿失禁病人，膀胱逼尿肌长期处于持续收缩状态引起增厚，测量的部位

在膀胱穹隆顶，正常厚度＜5mm，若膀胱逼尿肌增厚，说明逼尿肌处于持续收缩状态。

44. 怎样理解超声检查报告中膀胱膨出的分型

膀胱膨出 Green Type 共分Ⅲ型，主要靠膀胱尿道后角和尿道旋转角进行区分。Ⅰ型病理基础是膀胱颈移动度增大，旋转角＜45°，膀胱后角＞140°；Ⅱ型尿道后角和旋转角都增大，为膀胱尿道膨出，多为压力性尿失禁但肛提肌完整；Ⅲ型为真性膀胱膨出，旋转角＞45°，膀胱后角完整，多伴有排泄功能障碍及肛提肌损伤撕裂。这三型膀胱膨出的临床表现不同，手术细节也不同，因此需要超声检查进行区分。

45. 盆底超声检查 Valsalva 状态能观察哪些指标

主要观察指标有膀胱颈尿道内口漏斗化程度、膀胱颈移动度、膀胱后角、尿道旋转角、肛直角，盆底各脏器各最低点相对于参考线的位置，获取容积数据，测量肛提肌裂孔大小。

46. 盆底超声检查能较为完整地观察到肛提肌群吗

盆底超声检查通过腔内探头可以较为清晰地判别肛提肌群，耻骨直肠肌为线状高回声，同时可以显示其在耻骨降支附着点，这是肛提肌撕裂的常见部位；耻骨尾骨肌在耻骨直肠肌外上方，向后下走行；髂尾肌为薄片状线状高回声。

47. 超声检查能否观察耻骨后间隙

超声检查可以观察耻骨后间隙，耻骨后间隙又是膀胱前间隙，位于耻骨联合后方与膀胱之间的疏松结缔组织和丰富的静脉丛，其间有耻骨膀胱韧带、耻骨尿道韧带等通过，因吊带手术越过该处有可能损伤静脉丛，术后可以通过盆底彩超观察该处有无盆腔血肿形成。

48. 超声检查如何诊断直肠前突

直肠前突是由于直肠阴道隔局部缺损、结构变薄弱，用力排便时此处向前往阴道内呈囊袋状膨出，导致直肠不能充分排空、粪便滞留。直肠前突以女性多见，超声诊断直肠前突的标准：最大 Valsalva 动作时直肠阴道隔连续性发生中断，且形成深度≥10mm 的疝囊。

49. 超声检查肛直角的生理意义

肛提肌牵拉直肠下段形成直肠壶腹部，之后移行为肛管，形成弯曲部分就是肛直角，正常值 90°～120°。当人体正常排便时肛直角变大，大便顺畅通过排出体外，大部分便秘病人行盆底超声检查出现肛直角变小，因此肛直角是评估肛肠科病人盆底功能的一个重要指标。

50. 盆底超声检查如何鉴别直肠前突和直肠疝

直肠前突为直肠壶腹部直肠壁及肠内容物向前方膨出，与肛管夹角为 90°，由于阴道后壁薄弱，Valsalva 动作后此处肠内容物呈指状突起。直肠疝发生在阴道与直肠之间，小肠、乙状结肠、网膜等从直肠阴道隔突起，二者在盆底超声检查上可以很好鉴别。

51. 为什么建议产后做腹盆一体化超声检查

由于怀孕期妇女内分泌发生改变，使得耻骨联合周围韧带出现了松弛，部分女性腹直肌相对薄弱，妊娠期造成子宫过大以及多产等原因产生耻骨联合分离和/或腹直肌分离。所以建议产后 42 天除了常规盆底超声检查，同时进行腹部超声检查，观察产妇耻骨联合和腹直肌恢复情况，以帮助产妇进行正确的锻炼，使腹壁尽快复旧，避免分离加剧。

52. 为什么耻骨联合分离需要做超声检查诊断？诊断标准是什么

由于妊娠这一特殊时期不宜进行骨盆 X 线检查，做超声检查安全无创且能动态观察和床旁检查，其敏感性、准确性均较高，能对恢复过程进行准确判断，从而更好地帮助临床诊断孕晚期下腹疼痛的症状是否与耻骨联合分离症相关，更精确进行对症治疗及后续产式的选择。临床症状持续存在，超声检查耻骨联合间距 > 10mm 可诊断为耻骨联合分离。

53. 超声检查耻骨联合间距增宽对临床有何指导作用？腹直肌分离的诊断标准是什么

超声检查测量孕晚期女性耻骨联合间距增宽，结合临床症状确诊耻骨联合分离症，引起妇产医生及助产士在分娩中的重视，依据病情严重情况决定分娩方式。对于症状明显且严重的孕妇，则可采用剖宫产终止妊娠，缓解症状，缩短病程，促其早日康复。对于症状较轻或无症状、选择经阴道分娩的孕妇，在分娩时，尤其是第二产程，注意防止宫缩过强及胎头下降过快，避免用力压迫孕产妇两侧大腿，同时避免大腿过度外展等一系列防范措施。腹直肌分离超声检查诊断标准尚无定论，目前多采用 Gertrude M.Beer 等报道的标准，剑突腹白线的正常宽度 ≤ 15mm，脐上 3cm ≤ 22mm，脐下 2cm ≤ 16mm。

54. 超声检查可以检查男性生殖系统疾病吗

可以。超声可先进行阴囊超声检查，检查部位依次为双侧精索静脉、睾丸、附睾、输精管阴囊段。如患者有性功能障碍或射精功能障碍，必要时需行阴茎检查，再进行经直肠超声检查，检查部位依次为前列腺、双侧精囊、输精管盆部末段、射精管。

55. 超声检查睾丸大小正常是不是意味着生精功能正常

正常睾丸卵圆形，呈中等回声，长 3.5～5.0cm，宽 2.5～3.5cm，厚 1.5～2.5cm。并非体积正常的睾丸就意味着正常的生精功能，许多生精阻滞的患者双侧睾丸体积往往与正常无异。

56. 超声检查可以评估无精子症吗

超声检查可以评估无精子症。超声可以明确无精子症的病因，明确为梗阻性无精子症还是非梗阻性无精子症，有助于无精子症患者选择适当的治疗方法来解决不育的难题。

57. 对于梗阻性无精子症的患者，超声检查可以明确梗阻部位吗

超声检查可以通过浅表高频探头和直肠腔内探头两种手段显示睾丸内扩张的睾丸网、输精管、射精管和精囊腺，观察管径和腔内回声的变化，明确梗阻的位置及原因。比如，前列腺小囊肿可以压迫射精管引起梗阻，反复附睾炎可以引起输精管的炎性梗阻扩张。超声检查报告中睾丸、附睾细网状改变意味着输精管梗阻的可能性大。

58. 超声检查在男性不育症治疗中有哪些作用

超声检查在射精管梗阻治疗中可以行经直肠超声引导射精管囊肿穿刺抽液、经尿道射精管切开术、经直肠超声引导精囊炎穿刺注射药物以及超声引导经皮附睾穿刺取精和睾丸穿刺取精，使手术成功率显著提高。

59. 怀疑隐睾可以用超声检查吗

超声检查可以帮助明确隐睾。隐睾最常见的部位在腹股沟内，用浅表超声检查很容易发现。此外，隐睾还可见于腹腔和盆腔，超声检查可帮助临床明确隐睾的位置，及早进行治疗。

60. 睾丸微石症、附睾小囊肿、前列腺结石和钙化灶需要治疗吗

（1）睾丸微石症：单纯性的睾丸微石症常无临床症状，不需要治疗，但是若合并隐睾、睾丸肿瘤、精索静脉曲张、睾丸附睾炎等则需要相应的治疗。

（2）附睾小囊肿：附睾囊肿较为常见，约占所有男性的30%，通常不会影响患者的生育能力，一般无需特殊治疗。

（3）前列腺结石和钙化灶：前列腺结石和钙化灶发生率较高，如果患者没有任何症状，定期观察即可；如果伴有前列腺炎或者前列腺增生，应采取相应的治疗。

61. 彩超提示前列腺增大就是前列腺增生吗

前列腺增大单纯指各种原因导致前列腺体积变大，在青壮年人群中，往往是由前列腺炎、久坐、口服辛辣食物或者经常饮酒导致。通过避免上述行为，大部分前列腺会恢复正常大小，而50岁以上人群常常由于前列腺增生引起。

62. 彩超提示前列腺回声不均就是前列腺炎吗

前列腺炎和前列腺增生都可能出现前列腺回声不均的情况，前列腺炎可引起前列腺大小和回声的改变，有的还伴有前列腺的钙化灶，患者大多数伴有尿频、尿急、尿不尽、夜尿次数增多的现象。如果前列腺结节样增生，在二维超声检查显示为一个等回声信号，也是回声不均匀，这个没有特殊的意义，最好查前列腺抗原以排除前列腺癌可能。因此前列腺回声不均是否由前列腺炎引

起，需结合临床症状、体征和实验室检查结果诊断。

63. 哪些人群需要进行卵巢早衰筛查

（1）有卵巢早衰家族史的人群。

（2）生活紧张，长期生活节奏快、长期熬夜等都会影响卵巢功能。

（3）长期接触电离辐射也容易影响卵巢功能。

（4）内分泌失调的女性，或曾有过卵巢手术，术中对卵巢造成伤害或术后做过放疗、化疗的人群。

（5）患有自身免疫系统疾病的患者。

护理和康复篇

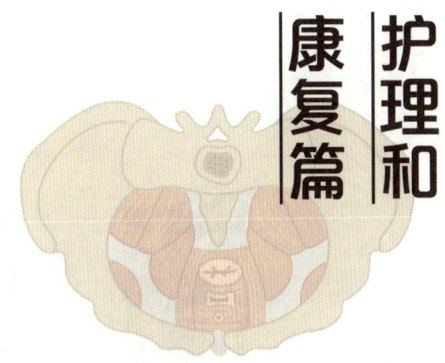

一、盆底疾病的护理

1. 为什么排尿姿势不良也会引起盆底疾病

排尿动作是我们每天几乎都重复的动作,至少6～8次,看似简单的动作,其实很多盆底疾病都是由排尿姿势不良引起的。由于现代人比较注重卫生,经常在公共场所上卫生间时采用半蹲或者直接蹲在坐便器上,如果长期如此是会导致盆底功能下降的。还有一种坐在坐便器上跷着脚尖的排尿姿势,很容易腹部用力,尿道无法完全放松,导致膀胱内的尿液无法一次性排空,最后导致尿频。

2. 尿失禁、粪漏患者如何进行皮肤护理

皮肤是人体最大的器官,完整的皮肤具有天然屏障的作用。尿失禁和粪漏会对患者的皮肤造成刺激和损伤,对尿失禁、粪漏患者皮肤的清洁及护理有助于维持身体的完整性,给人体带来舒适的感觉,加强皮肤的护理,保持皮肤的清洁干燥。首先,清洁前应调节浴室温度为22～24℃,水温调节至39～42℃,如果是擦浴,应将水温保持至47℃左右;其次,洗浴时间不宜过长,以15～20min为宜,同时要做好保暖,一旦发现衣裤污染应及时更换,如果局部有湿疹,应涂抹氧化锌软膏。

3. 压力性尿失禁患者应该进行哪些生活方式的干预

生活方式的干预主要包括减轻体重、戒烟、禁止饮用含咖啡碱饮料、生活

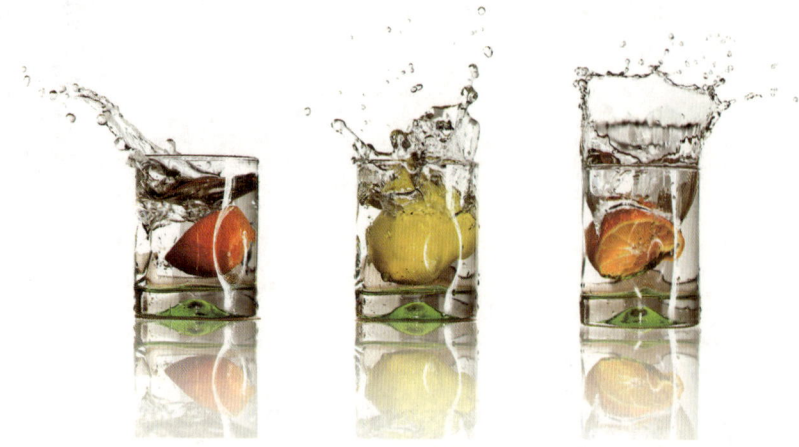

起居规律、避免重体力劳动（包括提拎和搬重物）、避免参加增加腹压的体育活动、改变姿势（如腹压增加时交叉双腿），同时要积极治疗便秘、咳嗽等引起腹压增加的慢性疾病。

4. 便秘患者有哪些饮食注意要点

首先是膳食纤维的摄入应与摄入足量液体相结合，养成多饮水的习惯，每日饮水量为 1500～2000mL；其次是适量摄入膳食纤维含量高的食物，例如西梅、苹果、桃子、梨、樱桃、葡萄、柑橘类水果等；最后是避免饮茶及食用含咖啡碱的食物，以防止利尿过度，忌食辛辣厚味和酒浆生冷之品。

5. 便秘患者为什么要多饮水

因为多饮水能使大便软化，清晨空腹饮水可以刺激胃肠蠕动，对排便有刺激作用。同时要注重饮水技巧，宜大口多量，这样更容易刺激肠道蠕动。但是要避免餐前饮水过度，容易稀释胃液影响消化功能，夜尿频繁者应尽量避免睡前2小时饮水过量，以免影响睡眠质量，每日建议饮水量为1500～2000mL。

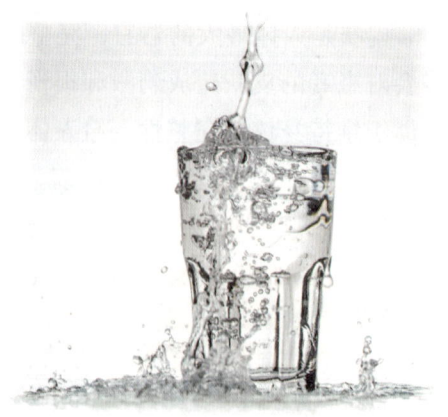

6. 大便失禁的患者应该如何饮食

寻找适合自己的个体化饮食是一个不断摸索的过程。作为大便失禁的患者，建议如下饮食。

（1）避免进食可能会导致大便稀薄或频繁的食物和饮料，以免加剧大便失禁。这些食品可能包括乳制品（对乳糖不耐受的人适用）、辛辣食品、脂肪或油腻食品、含咖啡碱的饮料、减肥食品或饮料、无糖口香糖或糖果以及酒精。

（2）少吃多餐。食量增加会激发患者的排便冲动，有时还会引起腹泻。少吃多餐，可以减少排便次数。

（3）增加饮食中的纤维含量。纤维会增加粪便的体积，并改善粪便的稠度。建议每日的纤维摄入量为25~30g。纤维的数量应在几周内逐渐增加，以减少腹胀和产生气体的可能性。

7. 盆底功能障碍性疾病患者出现情绪低落应该如何调整

首先，建议盆底功能障碍性疾病患者通过盆底医学中心了解更多的盆底功能障碍性疾病的相关知识；其次，通过听舒缓音乐，放松心情，适当进行腹式呼吸训练觉察身体的感知觉；最后，要和家人多沟通，规律作息，保证睡眠质量。

8. 孕期喝咖啡会影响盆底肌吗

美国妇产科学会等权威机构都认为孕期可以少量饮用咖啡，每天咖啡碱含量摄入少于200mg是安全的，一般一杯480mL的咖啡，其咖啡碱含量是150mg。除了咖啡以外，茶、巧克力等均含有咖啡碱，尽量不要重叠食用。有些人虽然每天摄入未达到200mg，但一样会出现心悸、失眠等，建议减量或是禁食相关食物，特别是一些有漏尿的女性，不建议食用。

9. 什么时候进行产后科学瘦身

产后42天之内不宜瘦身，产后6个月是产后科学瘦身的"黄金期"，这段时间是身体由内到外全面恢复的"黄金期"。运动时要量力而行，每次以15min为宜，待身体适应再慢慢延长时间，避免做弓步和卷腹动作，同时要避免跑、跳等增加关节压力的运动。适量的运动不仅能促进子宫收缩及恶露的排出，而且可以增强盆底肌的力量，预防尿失禁、盆腔脏器脱垂等盆底功能障碍性疾病，促进身体血液循环，恢复健康体型。

10. 产后确诊盆底功能障碍性疾病，如何科学提举重物

作为产后妈妈应尽量避免重体力的活动和提举重物，因为产后初期盆底肌肉挫伤不太适应托举动作和支持盆底器官，活动时深部的肌肉和脊柱肌肉没有协助盆底肌肉，会有损伤后背部和骶髂关节的风险。如果确实需要提举重物，可以收紧盆底肌，注意屈膝屈髋，保持后背部平直，臀部向后，伸长脊柱的肌肉；怀抱宝宝站立时，不要胸部向前弯曲，骨盆先前突。避免弯曲脊柱在低矮的台上操作，因为这个姿势腹壁肌肉和躯干肌肉不能发挥支持作用。

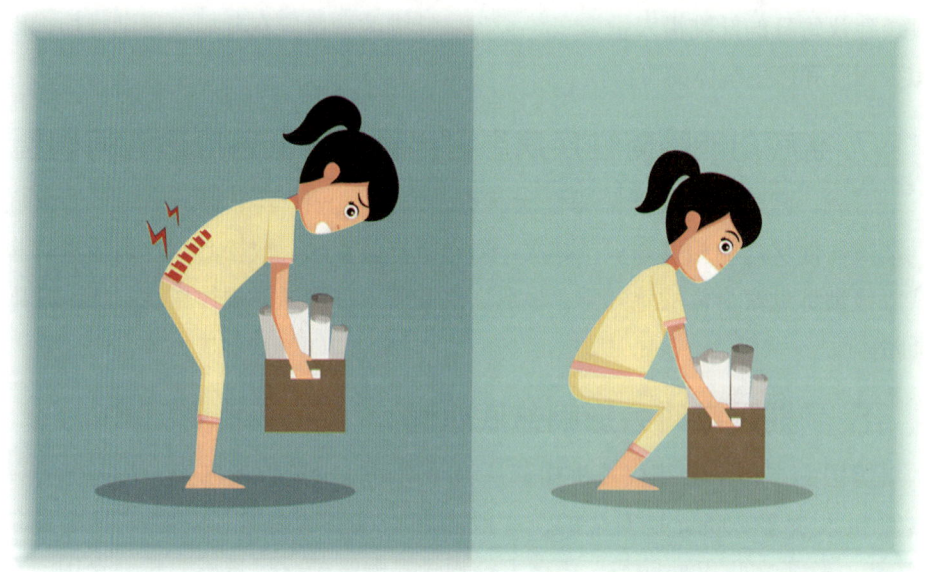

11. 产后跑步会漏尿，那是不是说明以后都不能跑步

跑步时漏尿说明盆底还不能耐受足部撞击地面和肠道及盆腔脏器下推的冲击力，当盆底支持作用不理想则会导致支持组织被进一步牵拉，导致盆底肌疲劳。产后4～5个月尽量避免高强度的运动，可以增加盆底肌耐力和力量模式的训练，先从低强度运动开始，例如散步、游泳、简单的舞蹈等，直到关节更稳定、盆底及核心肌群更强壮，根据盆底肌肉控制能力设定循序渐进的健身计划。

12. 剖宫产的伤口如何护理

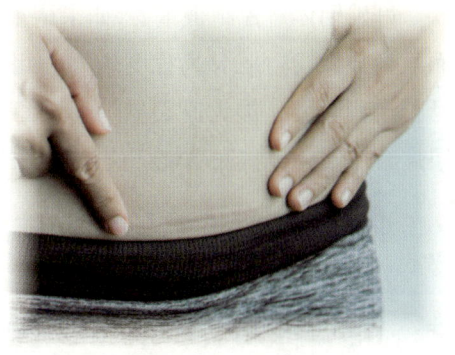

每位剖宫产后的女性因体质不同，身体恢复速度各不相同，腹部肌肉层和子宫完全愈合需要 3~6 个月，术后至少要充分休息 6 周。每天要避免负重，咳嗽时要保护缝合线，用双手交叠放在腹部伤口上方，收紧盆底肌肉，双肘加紧身体。为确保伤口愈合，前期不可活动过量，因为剖宫产切口是按解剖层次缝合。胶原蛋白也是可以修复子宫和腹部切口，随着伤口愈合，缝线会开始溶解，有些人体质存在对缝线的排斥，需要定期检查伤口，观察有无发红、疼痛、水肿、渗液等感染的迹象，如有异常及时就诊。术后伤口一般愈合后是紫色，数月后变成粉色，再到白色。平时轻柔地按摩和拉伸瘢痕可以促进愈合，预防子宫和其他器官之间的粘连，但是要避免太过用力。

13. 顺产后侧切或撕裂的伤口如何护理

首先要明确会阴撕裂伤分度：Ⅰ度，累及会阴部皮肤；Ⅱ度，撕裂伤已达会阴体肌层；Ⅲ度，肛门括约肌部分或完全撕裂；Ⅳ度，肛门括约肌完全撕裂，累及直肠壁和黏膜。产妇可以通过妇检或盆底彩超明确盆底会阴肌肉撕裂伤的分度。产妇会阴肌肉撕裂及缝合伤口护理：如果伤口出现肿胀，可以产后 48 小时内用冰袋冰敷直至肿胀消除。每次排便可用干净的卫生护垫或纸巾按住会阴部位，保护会阴缝合伤口，排尿或排便后应用装满温水的冲洗器冲洗外阴，缝合处轻轻擦干，便秘者应用大便软化剂，多摄取富含膳食纤维的食物，保证每日充足的饮水量，保持大便软化易排。

14. 产后出汗是因为身体太虚吗

产后出汗是一种生理现象，之所以爱出汗是因为妊娠期血容量增加 1000mL 之多，分娩后导致这些多余的体液通过汗腺由皮肤表面的毛孔蒸发。此外，很多新妈妈甲状腺功能亢进尚未恢复，糖类、脂肪、蛋白质等代谢旺盛，因此出汗较正常多，同时产后经常食用高能量的食物和汤水也是月子里出汗多的原因。

15. 产后盆底功能障碍是妊娠期增重太多导致的吗

妊娠期体重控制很重要，如果增重太多、太快，不仅身材走样，容易长妊娠纹，而且会导致腹直肌分离程度加大。此外，产道内脂肪堆积影响软产道的弹性，延长产程时间，加大撕裂风险，最终导致腹直肌分离、子宫脱垂、直肠脱垂、尿失禁、便秘等盆底功能障碍性疾病的出现。

16. 产后女性应该如何休息

在月子期间，产后女性应根据伤口恢复情况尽量卧床休息，适当增加活动量。而在产后十天内，子宫正在快速复位回盆腔，建议不要总是仰卧平躺姿势，可以左右侧交替躺，因为总是仰卧位容易导致复旧过度的子宫后位，压迫腰椎和骶骨，引起腰骶部的疼痛。同时建议产后女性做简单的腹式呼吸训练，吸气时鼓肚子，呼气时小腹微收帮助排出恶露。

17. 产褥期的女性如何通过锻炼修复盆底肌

产褥期的修复练习建议选择比较简单和舒缓的动作，主要以仰卧和坐立的动作为主，其宗旨是唤醒身体的知觉、调整身体的骨骼排列和释放肌肉的压力，帮助骨盆回收、缓解疼痛。首先是腹式呼吸练习，其次是凯格尔运动，如果恶露较多不建议过早进行凯格尔运动。

18. 产后进行盆底肌训练的时间

产后42天到6个月内是盆底肌恢复的"黄金"时段，盆底肌越早锻炼越好，锻炼得越早，盆底肌力量恢复越好，一般来说孕妇产后1～2周阴道撕裂和侧切伤口愈合就可以锻炼。如果身体不允许可以推迟到产后6周，根据自己的身体状态来决定锻炼时间。

19. 盆底肌训练的时候有什么需要注意的？怎样知道训练是否有效

训练过程中必须记住几个关键点：①锻炼过程中尽量不要屏气，不收缩臀部、大腿及腹部肌肉；②盆底肌训练前应该排空膀胱；③如果练到腰酸背疼，则说明训练的肌肉不正确，不是盆底肌肉在收缩，而是腰部肌肉或腹部肌肉在收缩，这样效果就差了。可以通过"中断—开始"排尿的测试来检测效果；在排尿的时候,先排出一部分尿液,然后再试着中断排尿动作。刚开始训练的时候,有可能难以中断,但即使能够减缓尿流的速度也是一个良好的开端。每两周可以测试一次,如果能够收放自如,那么就意味着效果彰显了。

20. 为什么母乳喂养能预防产后盆底功能障碍性疾病患者的抑郁状态

母乳喂养时,人体会产生大量的催乳素,刺激乳腺导管收缩,促进乳汁排出,降低皮质酮等压力激素水平。催乳素是爱的激素,比多巴胺更能让人心情愉悦,让人感受到爱、感受到幸福感,增进产后妈妈和宝宝的亲密关系,调节产后盆底功能障碍性疾病患者的情绪,有效预防抑郁的出现。

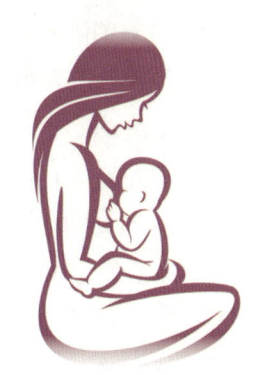

二、盆底疾病的康复

1. 盆底康复技术包括哪些内容

盆底肌训练(pelvic floor muscle training,PFMT)如凯格尔运动,其主要是通过训练提升盆底肌力量,改善盆底松弛相关问题。尿失禁患者建议先做盆底肌评估,结合辅助检查及症状综合制订盆底康复方案。部分患者确实能通过单纯做凯格尔运动有效改善漏尿,但前提是一定要学会正确的凯格尔运动。

盆底电刺激:根据闸门控制理论,发送到神经的电流有助于阻止疼痛信息传递到大脑,这即是我们目前所熟知的经皮神经电刺激疗法(transcutaneous electrical stimulation,TENS)。盆底电刺激可以激活盆底神经增强盆底组织本体感觉,促进肌肉收缩,改善盆底功能。

生物反馈治疗:生物反馈治疗最早是根据巴甫洛夫的经典条件反射理论发展起来的。盆底生物反馈治疗主要通过阴道表面肌电图和阴道收缩压的测定,反馈显示肌电图或压力曲线,通过影像及声音提示患者能清晰直观地了解自身盆底肌功能状态,并参与到治疗当中,从而有效预防和治疗 PFD。

盆底磁刺激：利用交流变化的电场产生磁场，变化的磁场作用于盆底组织产生电流，刺激肌肉及神经实现治疗的目的。

激光治疗：激光在盆底疾病的治疗是从 21 世纪开始的，主要是通过热效应、光化学效应、电磁场效应等发挥相应作用，目前在盆底用得比较多的是 CO_2 激光以及铒激光（Er-YAG）。

肌筋膜手法治疗：肌筋膜手法治疗是通过盆底手法治疗缓解盆底肌肉、韧带及筋膜痉挛，有效消除盆底肌肉扳机点疼痛感，同时可以加强肌肉、韧带以及筋膜的强度、弹性，改善组织血液循环和淋巴循环。

射频（radio frequency，RF）技术：无线电波作用于人体组织，可引起各种粒子运动，产生热量。人体胶原在受热达到有效温度后，胶原纤维的螺旋结构发生变化，会发生即刻的收缩，同时能够激活成纤维细胞分泌胶原蛋白，促进新胶原不断生成。在皮肤科领域，能够改善因为胶原蛋白流失而产生的皮肤松弛、老化问题。在盆底领域，改善盆底的筋膜、韧带的功能，从而缓解漏尿、松弛、脱垂等盆底问题。

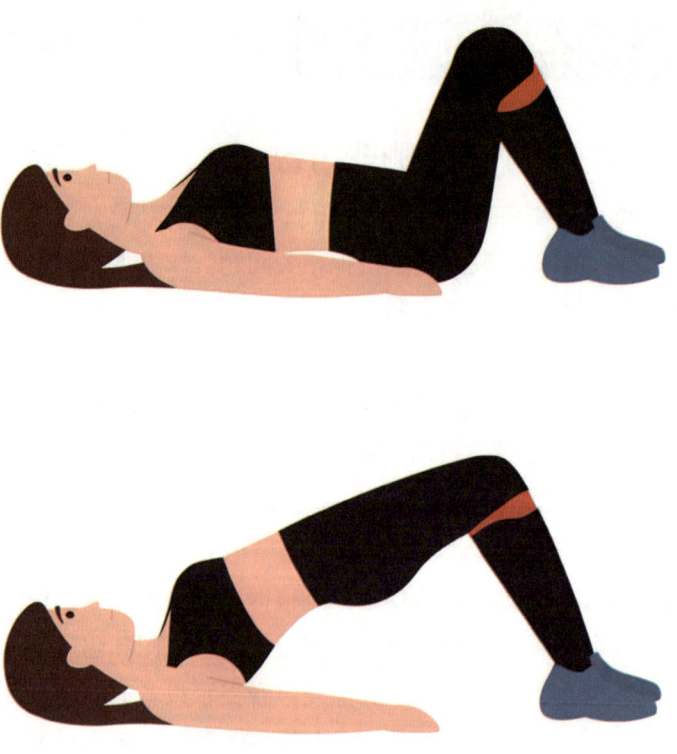

人工智能（artificial intelligence，AI）温控射频技术：AI温控射频技术是通过AI算法，依据阻抗、反射功率的改变智能调整功率的输出，确保治疗区域的温度是一致的，同时具备单双极射频联合治疗模式，能够实现对治疗区域多层次、立体化、更深、更广的修复作用。除此之外，AI温控射频技术对组织有温热作用，促进血液循环，没有刺激感。总的来说，AI温控射频技术比传统的射频治疗安全性更高，疗效更好，更加舒适。

2. 盆底肌康复治疗的方法有哪些

盆底肌康复治疗方法有很多，具体如下。

（1）凯格尔运动：最传统的盆底康复方法，患者通过一定的收缩频率、强度及疗程有意识地主动缩放盆底肌，由凯格尔首次提出而得名，是盆底肌主动锻炼法的代表。

（2）盆底康复器疗法：盆底康复器又称阴道哑铃，通过增加盆底肌的负重训练而更有效地加强盆底肌肉的收缩力，并帮助纠正不正确的肌肉缩放。

（3）盆底生物反馈治疗：一种通过生物反馈仪在已转换的盆底肌图像、声、光等信号的引导下，进行特定肌肉收缩的盆底肌主动锻炼法。

（4）盆底电刺激治疗：一种通过电刺激治疗仪，运用电刺激技术刺激盆底肌肉或神经使肌肉收缩的盆底肌被动锻炼法。

（5）盆底磁刺激治疗：一种通过磁刺激治疗仪，运用磁刺激技术调控其所支配的肌肉活动的盆底肌被动锻炼法。磁刺激疗法治疗急迫性尿失禁和膀胱过度活动症短期疗效较电刺激疗法显著。

（6）手法按摩治疗：通过按摩盆底肌肉促进局部血液循环及缓解肌肉痉挛疼痛的康复方法。

（7）中医治疗：祖国传统医学应用于盆底康复治疗历史悠久，其方法有中药口服、针灸推拿、熏洗、穴位注射等。

3. 哪些人群适合做盆底康复治疗

适合有盆底功能障碍性疾病的人群。盆底功能障碍性疾病（PFD）是由于盆底支持组织薄弱或缺陷等造成盆腔脏器下降或移位，引发盆底器官位置或者功能异常，临床上表现为一组疾病症候群。PFD最常见表现为盆底脏器脱垂和压力性尿失禁，同时还包括PFD相关临床不适，包括下腹不适、排尿异常、排便异常、性功能障碍等。

4. 盆底康复治疗的疗程周期是多长？康复效果如何

盆底康复治疗类型的不同，以及每个人体质和病情不同，其疗程周期也不一。手法康复治疗一般为每次30min左右，10～15次为1疗程。凯格尔运动可在专人指导下锻炼，亦可居家自主锻炼，找到正确的盆底肌群做收缩肛门、阴道的动作，每次收缩盆底肌（即缩阴提肛运动）不少于3s，然后放松，放松时间2～6s，连续做15～30min，每日重复3次；或每日150～200次缩阴提肛运动，逐渐增加强度并加入走路、爬楼梯等腹压增加的场景，一般6～8周为1疗程。

盆底康复治疗为非手术侵入性操作的治疗，如能及时进行盆底康复治疗，可以达到非常理想的恢复效果。盆底康复治疗在临床上有着治疗和预防盆底疾病的双重作用。盆底肌肉锻炼是盆底康复治疗最为主要的治疗手段，因副反应小而被妇产科界普遍认同。尤其是作为最传统的盆底康复治疗的凯格尔运动，其不受时间、地点及体位的限制，简便易行，是盆底康复治疗的首选方法和主要方法，其对压力性尿失禁治疗有效率达50%～75%，被我国和欧美压力性尿失禁指南推荐为一线治疗。因此，无论是通过单纯的盆底肌肉锻炼，或结合多种仪器设备和物理因子的主动或被动盆底肌训练方法，还是生物反馈、电刺激、磁刺激等技术的联合应用，都是PFD非手术治疗的有效手段。

5. 盆底康复治疗一次需要多长时间

盆底康复治疗一般是1h左右，但不是绝对化，是根据个人盆底损伤程度、肌力恢复的情况和掌握的情况来制定整体的一个时间。例如凯格尔运动：每次收缩盆底肌（即缩阴提肛运动）不少于3s，然后放松，放松时间2～6s，连续做15～30min，每日重复3次；或每日150～200次缩阴提肛运动；盆底康复器（阴道哑铃）可每日锻炼1～2次，每次15～20min。选择不同的治疗方式也自然会需要不同的治疗时间。

6. 哪些人不适合做盆底康复治疗

如果有以下情况为盆底康复治疗的禁忌证：①产后恶露未干净和阴道出血（如晚期产后出血、月经期等）；②泌尿生殖系统的急性炎症；③需要植入心脏起搏器者；④合并恶性盆腔脏器肿瘤患者；⑤痴呆或不稳定癫痫发作等神经系统疾病。

7. 凯格尔运动有什么作用

凯格尔运动作为经典的骨盆肌肉训练方法，能够很好地治疗和预防男、女性尿失禁，预防和改善子宫脱垂、阴道壁膨出，改善阴道紧缩度，提高性生活质量以及治疗男性前列腺问题。另外，在没有明显禁忌证的情况下，可以鼓励妊娠期女性进行凯格尔运动。如能够在妊娠期早期就进行盆底康复锻炼，对妊娠晚期及产后女性的盆底组织损伤、生殖器官功能的恢复等方面均具有明显的效果，且妊娠期进行凯格尔运动对阴道分娩也具有积极作用，常被用来帮助妊娠妇女准备生产，是怀孕妇女的指定运动。

虽然凯格尔运动的益处很多，但如果已经出现有盆底功能障碍疾病如尿失禁、子宫脱垂、盆腔疼痛等，一定要到医院进行专业的检查和盆底康复治疗，避免错误的训练反而加重病情。

8. 凯格尔运动该怎么做呢

凯格尔运动可在专人指导下锻炼，亦可居家自主锻炼，找到正确的盆底肌群做收缩肛门、阴道的动作。每次收缩盆底肌（即缩阴提肛运动）不少于3s，然后放松，放松时间2~6s，连续做15~30min，每日重复3次，或每日150~200次缩阴提肛运动。

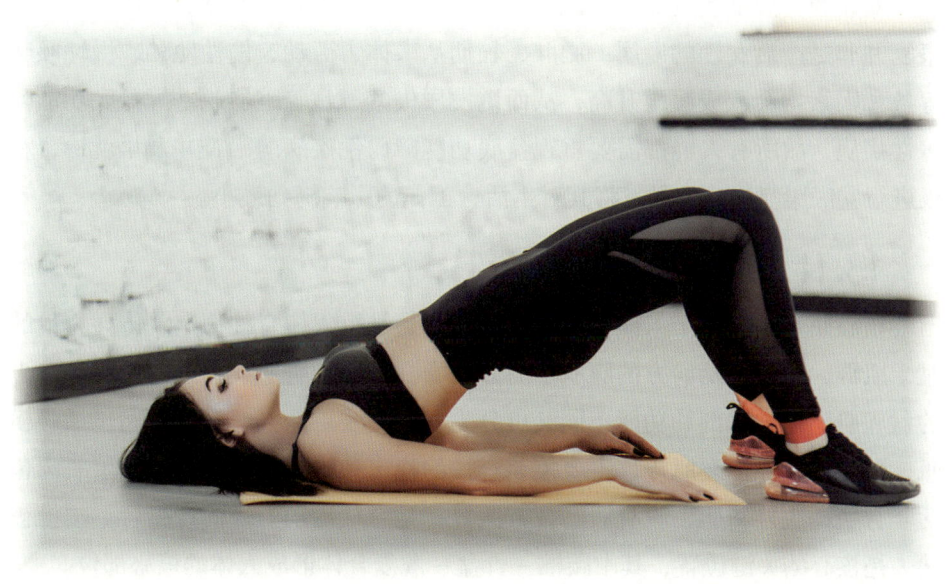

9. 缩肛运动和凯格尔运动有区别吗

提肛运动即是收缩肛门，主要锻炼的是肛门附近的括约肌。凯格尔运动主要控制的肌肉群在肛门和尿道之间，锻炼的是盆底肌肉，而平时夹断尿流所用的肌肉就是盆底肌。这两种锻炼控制的肌肉群是有所区别的，一个在前，一个在后。

10. 瑜伽等其他运动是否也有凯格尔运动同样的效果

瑜伽的一些特定体位练习可加强人体对意识和肌肉群的控制，帮助识别、锻炼盆底肌，改善压力性尿失禁等盆底功能障碍性疾病。瑜伽与凯格尔运动有相似的效果，但学习起来有一定难度，需要在长期正确练习下方能起到疗效，更适合于有一定瑜伽锻炼基础的患者。

11. 产后盆底评估需要做哪些呢

分娩是导致盆底功能障碍性疾病的首要病因，我国女性分娩后一般需要进行压力性尿失禁、盆腔脏器脱垂、盆底肌力、盆底 Glazer 肌电等项目的筛查评估，以及早发现产后易出现的一系列盆底相关疾病，并通过康复训练调节盆底肌力，促进盆底周围神经功能的恢复。

12. 哪些人群需要进行盆底康复治疗

妊娠和分娩是造成盆底功能障碍性疾病的高危因素，但盆底功能的评估及康复并非是产后女性的专属。肥胖、长期从事体力劳动、慢性便秘、慢性咳嗽等各种因素均会造成腹压升高，从而诱发尿失禁、盆腔脏器脱垂等盆底功能障碍性疾病，故所有人群都需要重视盆底功能障碍性疾病的筛查并及早就诊，积极进行盆底康复治疗，尽量将其对生活、工作的影响降到最小。

13. 什么是核心肌群

核心肌群是指位于人体核心范围中，负责维持人体脊柱稳定、传导力量的躯干肌群，主要包括前方的腹肌、后方的脊柱旁肌和臀肌、上方的膈肌和下方的盆底肌。根据解剖和功能不同又可分为深层与浅层两类，深层肌肉包括腹横肌、腹内斜肌、多裂肌等，主要控制脊柱的稳定和维持椎间关系，浅层肌肉包括竖脊肌、腹外斜肌、腹直肌、腰方肌等，是脊柱活动力矩的产生者。腰椎被认为是核心的关键位置，其中腰椎－骨盆－髋复合体形成人体的核心部位。

14. 核心肌群弱对身体有什么危害

一个人即使外表拥有八块腹肌，也可能存在核心肌群力量薄弱。核心肌群的力量薄弱会导致身体稳定性差，容易出现运动姿势错误、运动损伤、圆肩驼背、颈椎病、腰痛、腹部脂肪囤积、骨盆前后倾、漏尿、脏器脱垂、性功能障碍等诸多问题。

15. 怎么自我判断有没有骨盆前倾

方法一：身体背部贴墙站立，双腿自然并拢，将足跟、小腿、臀部、肩部紧贴墙面，此时腰部后的间隙一般可以通过自己的一个手掌的厚度，如果间隙超过一个手掌的厚度，可以通过一个拳头甚至更大的物品，则可能存在骨盆前倾。

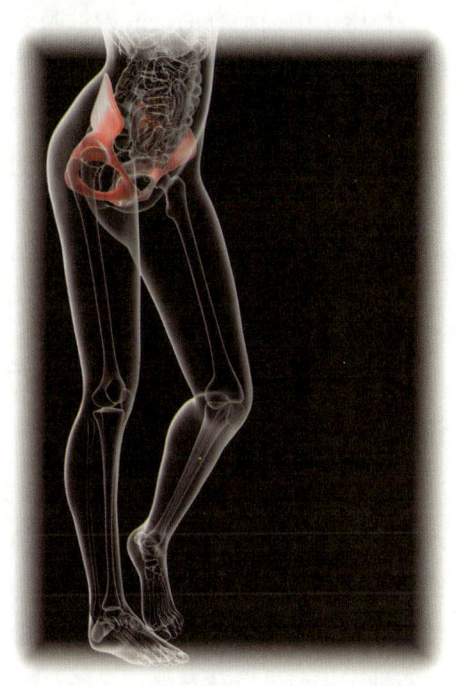

方法二：闭眼原地踏步 30s 后双腿自然并拢，将自己双手掌根贴在骨盆两侧髂前上棘处，然后将双手指尖靠拢贴在耻骨联合处。手掌背面大致垂直于地面说明无骨盆前倾；掌背朝向地面方向倾斜，且倾斜角度 > 15°，说明可能存在骨盆前倾。

16. 骨盆前倾的危害有哪些

骨盆前倾时，腰椎前凸幅度增大，腰部应力集中，长期可导致下腰痛。腰椎曲度增大可导致胸椎后凸曲度、颈椎前凸幅度增大，从而诱发颈肩疼痛、上肢麻木等问题。骨盆前倾还会导致下肢力线改变，诱发髋关节、膝关节、踝关节等疼痛。此外，骨盆具有支持、保护腹腔脏器的作用，骨盆前倾会影响腹腔脏器的正常形态与位置，导致小腹凸出、内脏下垂、便秘、痛经等问题。

17. 骨盆前倾怎么矫正

骨盆前倾属于身体姿势异常，又称下交叉综合征，下交叉综合征中过于紧张的肌肉包括上方的腰部肌肉（竖脊肌）、下方的髋部肌肉（髂腰肌），其中过于松弛无力的肌肉包括上方的腹部肌肉、下方的臀肌和大腿后群肌肉，通过合理的姿势调整及运动康复能够一定程度地矫正下交叉综合征，主要方法是松解紧张的肌群，激活、强化松弛无力的肌群。建议存在骨盆前倾问题的人及时就诊，由专业的康复医师及治疗师全面评估后制订个体化康复治疗方案。

18. 夫妻双方如何进行性感集中训练

性感集中训练有助于改善性唤起障碍，首先进行非生殖器性感集中训练，双方赤裸地躺在一起接吻、抚摸，但不抚摸乳房和生殖器官。1～2周后进行生殖器性感集中训练，每次训练仍然应从非生殖器部位开始，随后相互爱抚对方的性刺激点及生殖器，但暂时不进行性交。1～2周后进入阴道容纳阶段，阴茎勃起后，女上位将阴茎纳入阴道，双方均不运动，体验容纳过程的感受，当阴茎勃起开始消退，女方可刺激阴茎使之勃起后再插入。最后进行阴道容纳并抽动训练，主要感受性快感而不以性高潮为目标。

19. 男性性功能障碍治疗后还能在家进行哪些自我康复训练

男性可通过间歇刺激阴茎法与性交前自慰，降低其敏感性，提高射精阈值，改善早泄问题。间歇刺激阴茎的具体方法：用手抚摸、刺激阴茎使其勃起，在即将射精时，降低阴茎刺激的幅度、速度或暂停，使阴茎疲软。数分钟后再继续抚摸阴茎使之兴奋，反复数次使患者逐渐能耐受大量刺激。此外，性交前自慰有助于提前排空精囊腺、提高射精阈值，从而帮助男性延迟射精。

20. 阴道哑铃有必要用吗

阴道哑铃是临床常用的盆底康复器，由无毒硅胶制成，两个小球中间由一条纤细的韧带相连。阴道哑铃能够帮助女性提高阴道肌肉的控制力，缓解阴道痉挛与性交痛，有助于年长女性提高阴道壁的厚度，促进阴道自然湿润，预防、减少膀胱炎与尿失禁发病，并有助于孕妇顺利分娩。

21. 阴道哑铃在家可以自行使用吗？如何使用

女性可以在家中自行使用阴道哑铃进行盆底肌康复训练，具体方法：将阴道哑铃消毒后，涂抹少许润滑膏，取仰卧位或蹲位，将哑铃圆头一端朝前置入阴道内，阴道哑铃球体尾端距阴道口 2.0 ~ 2.5cm；嘱患者收缩盆底肌，使阴道夹持哑铃保持缓慢收缩 10s，放松 10s，练习 15 ~ 20min，然后快速收缩 2 ~ 3s，放松 2 ~ 3s，练习 15 ~ 20min；最后保持哑铃不脱落情况下，模拟咳嗽、打喷嚏、大笑、搬重物、跑步、上下楼梯 6 个动作，每个动作训练 2 ~ 3min，每天训练 1 次，坚持训练 3 个月。

22. 计划生二胎的女性，盆底肌修复是否可以在生完二胎后再做

产后 3 个月内是盆底肌肉康复的最佳时机，目前临床多建议产妇在产后 42 天进行盆底康复治疗，早期康复介入可提高疗效、缩短疗程，因此建议计划怀二胎的女性在第一胎产后及时进行康复治疗，避免再次怀孕造成盆底肌损伤加重。

23. 在医院做完盆底康复治疗回家后应该注意什么

在医院由康复医师及治疗师指导下正确掌握盆底肌肉训练方式，回家后用正确方法练习；在饮食方面，加强蛋白质摄入，均衡营养，适当摄入膳食纤维，保持大便通畅，避免用力排便；建立良好作息，避免劳累、久坐和久站，避免搬抬重物；保持心情愉快。

24. 盆底康复治疗结束后回去还要继续练习吗

在医院盆底康复治疗结束后，还需进行自我康复练习，例如定期进行凯格尔运动以及其他核心肌群的强化训练。因为随着年龄增大，人体的肌肉力量逐渐减弱，需要通过不断训练、强化，以保持良好的形态和肌力。

25. 妊娠期、月经期间可以做凯格尔运动吗

妊娠期可以做凯格尔运动，可以帮助孕妇增加产力，有助于顺产，有效缩短产程。凯格尔运动能够有效锻炼盆底肌，改善直肠和阴道区域血液循环，能够更好地控制尿道、膀胱、子宫和直肠，有助于产后会阴撕裂的愈合及预防产后痔疮。妊娠后期则需要适当配合盆底肌放松练习。

女性在月经期间可以进行凯格尔运动。如果经量较多或疲劳者可暂时中断运动，适当休息。如果运动后出现月经量增多或腹痛等不适者，也要暂时中断运动，待月经结束后再进行练习。

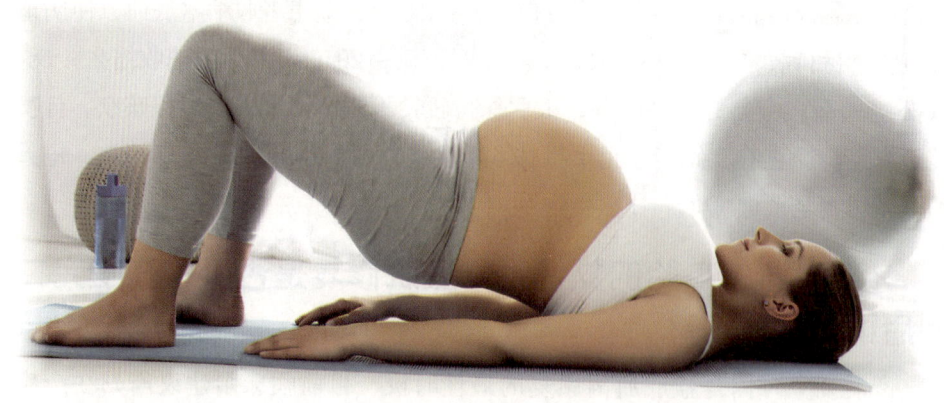

26. 产后在家多久可以开始凯格尔运动

一般在产后5~7天伤口愈合后就可以开始做凯格尔运动，在产妇可耐受的情况下，越早做此运动，越有助于促进恢复。

27. 生物反馈仪的评估能很好地评估盆底肌吗？还需要医生评估吗

生物反馈仪可以进行盆底表面肌电评估、肛管直肠测压等。而医师能够对患者进行全面评估，包括神经功能评估、盆底肌肌力评估、盆底肌压力功能评估、盆底肌张力评估，以及整体姿势体态评估，甚至必要时进行心理评估，完善实验室检查。

28. 腹式呼吸训练有哪些好处

大多数人，特别是女性，大都采用胸式呼吸，只是肋骨上下运动及胸部微微扩张，许多肺底部的肺泡没有经过彻底地扩张与收缩，得不到很好的锻炼。这样氧气就不能充分地被输送到身体的各个部位，时间长了，身体的各个器官就会有不同程度的缺氧状况，很多慢性疾病就因此而生。

腹式呼吸能够增加膈肌的活动范围，而膈肌的运动直接影响肺的通气量。研究证明，膈肌每下降1cm，肺通气量可增加250~300mL。坚持腹式呼吸半年，可使膈肌活动范围增加4cm。

腹式呼吸训练有许多好处，首先对于肺功能的改善大有好处，是老年性肺气肿及其他肺通气障碍疾病的重要康复手段之一：①增加肺活量，改善心肺功能。能使胸廓得到最大限度的扩张，使肺下部的肺泡得以伸缩，让更多的氧气进入肺部，改善心肺功能；②减少肺部感染，尤其是降低患肺炎的可能；③可以改善腹部脏器的功能。它能改善脾胃功能，有利于舒肝利胆，促进胆汁分泌。腹式呼吸可以通过降腹压而降血压，对高血压病人很有好处。

其次，膈肌、盆底肌、腹直肌、多裂肌是人体内核心肌群重要的组成部分，腹式呼吸训练能有效地激活人体内核心肌群从而起到缓解相关疾病的作用：①辅助缓解盆底肌过度紧张，放松高张的盆底肌；②缓解产后腰背痛，增加腹肌力量，减轻腰背部肌肉负担；③辅助分娩，缓解分娩时紧张焦虑等情绪，促进产程进展，降低难产率；④收紧腹肌，起到瘦肚子的功效，坚持训练可减少腹部多余赘肉；⑤促进胃肠蠕动，缓解便秘，排空加强。

29. 如何正确进行腹式呼吸训练

腹式呼吸法是最基础的一种呼吸方法。它是学习其他呼吸法的基础，是通过加大横膈膜的活动、减少胸腔的运动来完成的，具体训练方法如下。

吸气：采取仰卧位，屈膝屈髋，放松腹部，或采取舒适的坐姿，可以把一只手放在腹部肚脐处，放松全身，先自然呼吸，然后用鼻子缓慢深长地吸气，最大限度地向外扩张腹部，使腹部鼓起，胸部保持不动。

呼气：嘴巴呼气，腹部自然凹进，向内朝脊柱方向收，胸部保持不动。最大限度地向内收缩腹部，把所有废气从肺部呼出去，同时横膈膜自然而然地升起。循环往复，保持每一次呼吸的节奏一致，细心体会腹部的一起一落。

腹式呼吸的关键：鼻吸口呼，无论是吸还是呼都要尽量达到"极限"量，即吸到不能再吸，呼到不能再呼为度。同理，腹部也要相应收缩与胀大到极点，如果每口气直达下腹部则更好。

30. 二胎后做盆底康复治疗还有效吗

一胎不做盆底康复，二胎盆底损伤更严重。有研究表明，91.3%的女性在产后都会出现性功能障碍。产后3个月，压力性尿失禁患病率为13.0%～31.1%，盆底疾病的患病率高达34.7%。尿失禁的患病率随着妊娠次数的增加而增高，分娩1次的女性的患病率为9.5%，分娩≥2次的女性患病率上升至21.8%，妊娠次数≥4次的女性出现尿失禁的比例高达37.1%。第一次分娩可能使子宫脱垂和阴道前后壁脱垂的风险增加1倍，每增加1次分娩，子宫等盆腔脏器脱垂的风险会增加10%～21%。妊娠期体重的不断增加，盆底肌持续受到重压；松弛素的分泌使得骨盆周围的关节、韧带松弛；胶原蛋白拉伸性能的降低和含量的减少；分娩时软产道及周围的盆底组织极度扩张，造成盆底神经、肌肉的极度牵拉，所有这些因素综合起来，导致盆底在妊娠的道路上经历一次又一次的"劫难"。在分娩后，盆底功能自行恢复有限，很多人即使在产后没有出现漏尿、阴道排气、便秘等盆底功能障碍的症状，盆底功能可能也很难恢复至怀孕前的状态。因此，生完孩子后，应尽早做盆底康复治疗。

盆底康复治疗的"黄金期"为产后42天到6个月，理想期为产后6个月到一年半，有效期为产后一年半至三年。盆底康复治疗抓住"黄金期"，把握理想期，不要错失有效期。如果一胎后没做盆底康复治疗，二胎后才做盆底康复治疗，虽说可能有些晚，但是只要坚持盆底康复治疗，仍然有效。

31. 产后如何能快速恢复性生活

产后要想快速恢复性生活，产后42天盆底肌筛查很重要，针对盆底肌筛查结果和临床症状，可以通过以下方法改善产后性生活障碍。

（1）凯格尔运动：产后42天后，产妇可以通过反复的缩紧与放松阴道，锻炼盆底肌，增强盆底肌力量，增加生殖区域的血流灌注，恢复盆底功能，帮助性功能的恢复。

（2）磁刺激和电刺激联合治疗：电刺激联合磁刺激可以有效增强盆底肌肌力，缓解性交疼痛，改善女性产后的性生活。

（3）会阴区肌筋膜手法按摩：此种按摩可以帮助阴道口周围肌肉放松，增加阴道周围的血流，缓解盆底肌肌张力过高和性交疼痛，利于产后性生活的恢复。

（4）做好心理建设，构建美满夫妻关系：如果产后一段时间内性欲不高、性生活不满意，这些都是正常的，与老公建立和谐夫妻关系，只有夫妻相处融洽，才能创造良好的性生活环境。

32. 产后要做骨盆康复治疗还是盆底康复治疗

产后骨盆康复治疗和盆底康复治疗都要做。

骨盆是连结脊柱和下肢之间的盆状骨架。由后方的骶骨、尾骨和左右两髋骨、耻骨联合连接而成的完整骨环。骨盆将体重传递到下肢，并作为游离下肢的活动基础，同时支持保护腹盆内器官，也是胎儿分娩的必经骨性产道。在怀孕的过程中，松弛素的作用使得关节处松弛，分娩时耻骨联合关节及骶髂关节会出现轻度松弛，以方便胎儿的娩出。产后出现骨盆移位、走路不稳、长短腿、大小臀、假胯髋、骶髂关节疼痛、尾骨痛、腰背痛、耻骨联合分离疼痛等这些都是骨盆的问题，而出现这些问题需要在专业医师或者康复治疗师指导下进行骨盆修复或矫正。

盆底肌在整个妊娠期持续受到不断增加的重压，松弛素的分泌，再加上分娩时盆底肌被过分地拉伸、盆底神经受损等因素使得盆底肌在产后出现功能下降，可能会有漏尿、便秘、性交疼痛、盆腔脏器脱垂等问题，需要进行盆底康复治疗。

骨盆和盆底是相辅相成的，缺一不可，无论骨盆还是盆底都应该积极进行产后康复。

33.产后多长时间开始盆底肌的康复治疗

产后 6 周是盆底康复治疗的重要时间，产妇在产后 42 天进行盆底康复，可使产后的阴道恢复原有的敏感度和大小，降低盆底功能障碍性疾病的患病率，同时也是进行盆底康复治疗的最佳时期。有盆腔手术史的女性应至少在伤口完全愈合后才能进行盆底康复，而对于中老年女性、长期腹内压增高的女性则建议每年至少做一次盆底康复治疗。

34.做完盆底康复治疗后，盆底疾病复发是什么原因

做完盆底康复治疗后，盆底疾病复发有以下原因。

（1）不坚持，治疗不彻底：很多患者在出现症状反复后，都会质疑康复治疗是否有用，却未曾考虑过自己接受的治疗是否彻底。有的患者在出现盆底疾病时，及时进行了盆底康复治疗，但在症状稍有好转之后，就自我感觉完全康复，立刻停止康复治疗。这种情况下，治疗往往是不彻底的，对于这样不彻底的治疗，盆底疾病反复在所难免。

（2）生活中对盆底的损伤：盆底的损伤是慢慢累积的过程，平时生活中的许多行为、小习惯都会对盆底造成损伤，比如搬重物、久坐、跳跃等。在进行盆底康复后盆底功能有了一定程度的恢复，但日常生活中的损伤并未停止，损伤盆底的行为习惯会不断造成损伤，盆底损伤日渐严重，盆底疾病又会卷土重来。

（3）年龄的增长，激素水平下降：中老年女性是盆底疾病的高发人群，对

于她们来说,年龄增长和绝经是盆底面临的两大考验。女性的盆底神经及周围组织随着年龄的增加发生退行性变化及萎缩,大幅度减弱了盆底支持系统的能力。特别是绝经后,雌激素分泌减少,尿道黏膜逐渐萎缩,盆底肌Ⅲ型胶原纤维减少,膀胱与尿道的支撑力减弱,尿失禁、盆腔脏器脱垂的发生率都会大大增加。对于中老年女性来说,在进行盆底康复治疗后,如果后期不坚持锻炼,围绝经期盆底功能下降,盆底疾病也会再次出现。

35.过度活动型(肌张力高)的盆底肌患者如何进行家庭训练

盆底肌肉的过度活动,其表面肌电评估表现为盆底肌静息张力过大、快速收缩后放松时间明显延长及稳定性较差。盆底肌肉长期过度活动,致使肌肉血供减少,肌筋膜触痛点敏感性增高,导致慢性疼痛等临床症状。通过盆底肌肉锻炼可以有效地放松盆底肌肉,增加血流,降低肌筋膜触痛点的敏感性,显著改善疼痛等不适症状,称之为盆底肌肉的失活训练,又称为降阶梯训练。

(1)失活训练:首先要找到盆底肌的位置,进行失活训练,初期训练以较小力量持续收缩盆底肌肉,收缩力度为最大力量的30%,收缩5~10s后,休息10~30s。训练时间为7天,结束后观察静息表面肌电是否降到正常范围。如降到正常范围,则训练的收缩力度增加为最大力量的50%,继续重复上述训练,如未降到正常范围,仍然按照原先的收缩力度进行训练,直至最终训练的强度增加为最大力量的80%~90%。训练次数为2次/天,训练时间为10~20min。在训练初期,也许很难持续较长时间,可以缩短训练时间至3~5min,待完全适应后,再延长训练时间至10~20min。

(2)腹式呼吸训练:通过腹式呼吸可以有效地放松过度活动的盆底肌肉,改善疼痛等不适症状。腹式呼吸简单地说就是深吸气,吸气的时候肚子会鼓起来,缓慢深长的呼气,呼气的时候肚子会瘪下去。体会吸气时腹部压力对盆底肌肉的压迫感,和呼气时盆底肌肉的放松感。呼吸时要充分放松腹部肌肉,不要憋气或绷紧腹部。训练次数至少为2次/天,每次10min左右。

36.如何正确练习盆底肌"快肌"

"快肌"不是指具体某一块肌肉,而是属于骨骼肌中的一类肌纤维,而跟盆底关系最紧密的骨骼肌就是肛提肌。它的肌纤维又分为两种类型:Ⅰ型肌纤维又叫慢缩型肌纤维，维持一般状态和活动时的支持纤维，约占70%，其特点是收缩慢、耐疲劳。Ⅱ型肌纤维又叫快缩型肌纤维，咳嗽、打喷嚏等腹压突然增高时的收缩反射肌束，约占30%，Ⅱ类肌纤维又可进一步分为Ⅱa、Ⅱb 2种。快缩型肌纤维直径较粗，肌浆少，肌红蛋白含量少，呈苍白色。其收缩的潜伏期短，收缩速度快，收缩时产生的张力大，但收缩不能持久、易疲劳，在控尿、控便及性功能的发挥中起重要作用。

根据肌纤维募集的规律——"体积原则"。运动强度小时，体积小的慢缩型肌纤维先被动员；运动强度增大时，募集的是体积更大的快缩型肌纤维。由于肌肉产生收缩的基础是慢缩型肌纤维的收缩，所以无论是压力性尿失禁、急迫性尿失禁，还是盆腔脏器脱垂，在盆底康复的初期都是先训练慢缩型肌纤维。在慢缩型肌纤维功能基本恢复以后，再训练快缩型肌纤维。

进行盆底肌快缩型肌纤维训练前，需要排空尿液，找到盆底肌的位置，不要用腹部、臀部及大腿内侧肌群代偿，快速收缩放松盆底肌，收缩1s，放松1s，10次为一组，一天做3~5组。通过盆底肌针对性的训练，最终的目的是为了让2种肌纤维协调工作，盆底功能才有可能恢复到最佳状态。

37. 如何正确练习盆底肌"慢肌"

盆底肌属于骨骼肌，受躯体神经支配，直接受人的意志控制，故又称为随意肌。根据肌纤维的形态和代谢特点，其分为Ⅰ型和Ⅱ型肌纤维，即慢缩型肌纤维和快缩型肌纤维。

同一块肌肉中既有快缩型肌纤维，又有慢缩型肌纤维，不同肌纤维在同一肌肉中所占的数量百分比称为肌纤维类型的百分组成。盆底肌中慢缩型肌纤维约占70%，快缩型肌纤维约占30%。"慢肌"对维持姿势和盆底的支撑功能起重要作用，"快肌"主要分布在尿道和肛门周围，对姿势改变和腹压增加时（如咳嗽、举重物）关闭盆底的裂孔非常重要。

在进行"慢肌"训练时，既要达到训练的目的，但是又不能使肌肉产生疲劳。因此在刚开始锻炼"慢肌"的时候，收缩以后的保持时间可以从3~5s开始，当3~5s容易实现以后，再过渡到5~10s，同时在收缩的中间足够的休息时间也是必需的，所以每次收缩以后都需要放松10s，20~30次为一组，每天做2~3组。

38.为了预防盆底肌松弛和脱垂的发生，随时随地都收缩着盆底肌是正确的吗

为了预防盆底肌松弛和脱垂的发生，随时随地都收缩着盆底肌是不正确的，因为盆底肌也是一块肌肉，任何肌肉长期处于收缩的工作状态，都容易出现疲劳。随时随地都收缩着盆底肌，盆底肌得不到放松，就容易出现疲劳而导致盆底肌的功能下降，出现漏尿加重或盆腔脏器脱垂等症状。正确的盆底肌收缩很重要，盆底肌训练时，有收缩就要有适当的放松，这样才能有效提高盆底肌肌力，更好地发挥盆底肌的功能。

39.盆底肌筋膜疼痛该如何治疗

盆底肌长期紧张有很多危害，可能会引起便秘、盆腔痛、性交痛等多种盆底疾病，所以盆底肌紧张或疼痛应及时解决。对于盆底肌紧张的患者，当务之急就是先让紧张的盆底肌放松下来，可以通过以下几种方法来放松。

（1）腹式呼吸：是一种非常有效的放松训练，它是一种通过深且缓慢的呼吸方式来减轻压力、进行放松的简单训练方法。腹式呼吸能够有效缓解患者局部肌肉的过度紧张，放松盆底肌。

（2）自我牵拉：在日常生活中，可以通过一些简单的动作进行盆底肌拉伸训练，也可以缓解盆底肌的紧张，比如深蹲、婴儿式等。

（3）肌筋膜手法治疗：通过手法按揉和牵拉肌筋膜的痛点，可以有效缓解盆底肌紧张，减轻盆腔痛、性交痛的疼痛症状。

（4）磁电联合：磁刺激——一种无痛、无创、无侵入的技术，让盆底肌紧张的患者坐在一张沙发上就可以感受到康复的力量，且结合电刺激、肌筋膜手法和放松训练，能明显改善患者盆底肌的紧张状态。

40.耻骨联合分离怎么办

耻骨联合分离是指骨盆前方两侧耻骨纤维软骨联合处，因外力而发生微小的错移，表现为耻骨联合距离增宽或上下错动而出现局部疼痛和下肢抬举困难等功能障碍的软组织损伤性疾病，也称耻骨联合错缝。正常情况下耻骨联合间隙为 4～5mm，可允许 0.5～1mm 的移动。妊娠期随着激素水平的变化，此间隙可增宽 2～3mm。轻度的间隙增宽有利于分娩，当间隙超过 10mm 时，就称为耻骨联合分离，通常会出现一系列临床症状，可以通过以下方法改善。

（1）改善日常生活习惯：保持正确的姿势，平时生活中应尽量避免弓箭步下蹲、上下楼梯、负重物，减少站立、行走的时间。

（2）卧床休息：耻骨联合分离疼痛如果剧烈，建议卧床休息，多睡硬板床。产前建议采取左侧卧位，产后建议采取仰卧位或会阴伤口健侧卧位为宜。

（3）手法治疗：①双膝关节抗阻外展，治疗师的手置于患者双膝外侧，嘱患者用力外展，对抗阻力；②双膝关节内收（小夹），治疗师握紧拳头置于患者双膝之间，嘱患者双膝夹紧治疗师拳头，患者做内收动作；③双膝关节内收（大夹），治疗师的前臂横放于患者双膝之间，嘱患者双膝向内夹紧做内收动作。

（4）电刺激疗法：经皮神经电刺激采用调制波形，刺激更深层肌肉组织使肌肉收缩，提高疼痛阈值，降低肌肉耐受性，从而增加骨盆环周围的血流速度，缓解周围组织充血水肿的状态，从而起到镇痛的效果。

（5）使用辅助器具骨盆带：专业的骨盆带可以固定在胯部向内收紧分离的骨盆，从而保护耻骨，缓解耻骨疼痛，有助于收紧骨盆。

（6）药物镇痛：对于中度以上疼痛者可用药物止痛。扶他林软膏可消除韧带、软组织损伤所致急性炎症反应，可局部涂抹扶他林软膏，重度疼痛者可口服止痛药。

41. 产后女性需要用束腹带吗

束腹带用于腹部手术和剖宫产，主要为了避免活动引起伤口拉伤，有助于愈合，而且帮助承托松弛、下垂的腹部肌肉，还能减少盆底腹部的压力，从而预防盆腔脏器脱垂的发生。

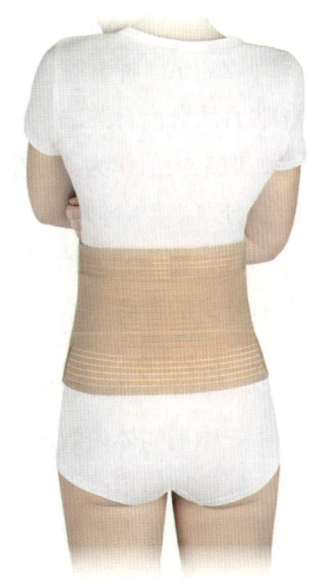

剖宫产产妇：剖宫产的产妇腹部有伤口，下床走路或伤口还未愈合前，伤口疼痛会使得产妇们不敢下床。束腹带可以避免腹部肌肉向外扩张，防止活动时腹压增高导致伤口开裂，固定伤口，避免伤口渗血及缓解疼痛。此外，剖宫产的产妇由于麻醉术后气管分泌物增多，咳嗽或咳痰时容易牵扯到伤口，此时如果产妇能用束腹带护住腹部，可以帮助缓解疼痛。

顺产的产妇：顺产的产妇大部分4～6h后能自解小便，但有些产妇产后出血或胎儿体重较大，如果无法自解小便，可以在下腹部扎束腹带增加腹压，帮助尿液排出。有研究表明，产妇在下腹部采用束腹带可以避免导尿，减少泌尿道感染，预防产后腹压突然降低引起大量循环血液聚集在腹腔，导致血压降低、虚脱，但顺产后佩戴束腹带应视情况而定。

瘦身塑形的产后女性：产后42天是身体恢复的最佳时期，更是子宫复旧的黄金时期，此时瘦身塑形都是不可取的，也是没必要的，至少要等到产后42天后恶露完全干净时再使用束腹带。

42.如何判断是否出现腹直肌分离

腹直肌位于腹前壁正中线两侧，起自耻骨上缘，止于剑突及第5～7肋软骨前面。它主要的功能是上固定时，两侧收缩使骨盆后倾。下固定时，一侧收缩使脊柱向同侧屈；两侧收缩使脊柱屈曲，同时还可降肋协助呼气。

两侧腹直肌之间的距离增大，如果超过2cm时，则被称为腹直肌分离。分离的宽度2～3cm为轻度分离，3～4cm为中度分离，>4cm为重度分离。腹直肌分离可能存在于男性、婴儿等，但更多的是产后女性。

目前，针对腹直肌分离的判断无统一的标准，临床上主要通过以下几种方法判断：①Rath等人将脐上腹直肌两侧肌腹分离>1cm，脐水平腹直肌两侧肌腹分离>2.7cm，脐下腹直肌两侧肌腹分离>0.9cm，定义为病理性腹直肌分离；②腹直肌分离自测法，将脐中、脐上4.5cm、脐下4.5cm作为三个测量点进行测量，取最大值作为诊断依据，只要有一个位置出现>2cm的分离，即诊断为腹直肌分离。患者仰卧位，屈膝约90°，双脚平放在地面上，将手指轻轻放在测量点上，将头和肩抬离床面，收缩腹部肌肉。根据可插入的手指数量，判断腹直肌分离的距离。

43.为什么产后会出现腹直肌分离

由于妊娠期间体内激素的作用，使得腹白线处肌肉松弛，子宫逐渐变大撑起腹壁；妊娠期体重严重超标、营养不良使得肌肉组织弹性下降、多胎、胎儿过重等都会使得原本在腹白线两侧的腹直肌被拉伸，腹直肌间距离增大导致部分纤维发生断裂，出现不同程度的分离，而产后腹壁松弛、未及时恢复等使得产后出现肚子松垮的现象。

正常情况下产后半年左右腹直肌就会慢慢恢复，但是由于妊娠期胎儿生长，肚子越来越大，这时候应该是腹部的肌肉发挥收缩能力，像一条腰带缠绕在腰上的腹横肌。腹直肌的面积越大力量越大，它应该将肚子控制住，不要让腹部一直增大。但是很多准妈妈由于腹横肌力量太弱，没办法控制腹部增大，同时也控制不住腹白线，导致腹白线拉伸分离，而腹白线就是两侧腹直肌中间部分，它的分离就直接导致了腹直肌分离。

通过以上分析可以发现，腹直肌分离的主要原因不全是腹直肌的问题，主要问题是因为腹横肌力量太弱所导致。腹横肌位于腹内斜肌深层，它的肌纤维是横向分布的，它起自第7～12肋骨内面、胸腰筋膜、髂嵴和腹股沟韧带外侧，止于腹白线。其腱膜参与构成了腹直肌鞘后壁，它主要的功能是维持腹压。

总而言之，腹直肌分离只是表现形式，其原因可能是腹横肌太弱，所以要想缓解或者改善这种情况，修复腹直肌的同时，还需要强化训练腹横肌。

44.妊娠期尿失禁可以做哪些康复治疗

妊娠期容易出现尿失禁的主要原因：妊娠早期时，膀胱受增大子宫的压迫，可出现尿频、尿失禁症状；妊娠中期时，由于子宫上升不再压迫膀胱，尿频、尿失禁的现象会暂时减少；而到了妊娠晚期，由于盆底肌肌张力、收缩力下降，胎儿压迫膀胱，尿频会重新加重，甚至会有尿失禁等情况。一般来说分娩后一段时间尿失禁现象会自然消失，能够基本恢复正常。此外，妊娠期女性体内激素水平的改变，如大量孕激素、雌激素及细胞因子水平的改变，可能造成盆底结缔组织中胶原纤维含量减少、形态结构及代谢发生改变，导致盆底结缔组织松弛，从而对盆腔脏器的支持力减弱，一旦失去平衡可引发盆底功能障碍，从而出现尿失禁。

妊娠期出现尿失禁可以进行以下康复训练增强盆底肌肌力和核心力量，预防尿失禁发生：①凯格尔运动可在专人指导下锻炼，亦可居家自主锻炼，做收缩肛门、阴道的动作找到正确的盆底肌群，每次收缩盆底肌（即缩阴提肛运动）不少于3s，然后放松，放松时间2～6s，连续做15～30min，每日重复3次，或每日做150～200次缩阴提肛运动；②腹式呼吸训练就是深吸气时将肚子鼓起来，缓慢深长的呼气让肚子回瘪下去；③婴儿式抗阻训练，患者跪坐位，让患者身体向前移动到四点跪位，移动的过程中收紧盆底肌和腹部，治疗师双手位于患者双侧髋关节向后给予一定阻力。

45. 高血压患者出现尿失禁可以做磁刺激治疗和电刺激治疗吗

目前，没有证据表明高血压患者不能做电刺激治疗、磁刺激治疗，建议高血压伴尿失禁的患者在治疗过程中密切观察，如有不适，立即停止即可。建议患者应用降压药系统治疗高血压，待高血压稳定后再做盆底康复治疗。

46. 腹直肌分离能自行恢复吗

2指或2指以内：正常；2~3指：需改善；>3指：需就医。

当腹直肌分离为2~3指时，存在随着产后自我修复而慢慢自行恢复的情况，但较少，仍建议先作分离改善训练，注意不可以做躯干弯曲和扭转的负重练习，因为这样会加重分离程度。腹直肌两侧肌肉间距>3指属于严重分离，>3指没有经过治疗很难修复，可能引起疝气，必须及时就医，在医生指导下做康复训练。

47. 产后腹直肌分离多久可以恢复

大部分产后腹直肌分离的恢复时间在产后半年以内，最迟不会超过产后一年。若一年后仍不能恢复，或分离范围超过三指宽，则需要进行医学干预和治疗。产后腹直肌分离属于一种生理现象，主要是由于妊娠期间子宫增大，腹腔内压力增加使腹直肌部位承受过大的压力造成的。一般来说，产妇本身腹壁薄、胎儿体重过大、宫腔内的羊水量多、双胎妊娠，生产次数多，都容易加重腹直肌分离的程度，而且不容易恢复。产后注意充分休息，劳逸结合，避免过早进行重体力劳动可有效避免加重腹直肌分离。

48. 产后多久可以进行腹直肌分离的治疗

要先区分顺产还是剖宫产，子宫或其他盆腔脏器是否存在脱垂现象。

产妇顺产，产后恶露排干净且无子宫脱垂现象，盆腹腔无积液炎症，盆底肌的肌力达标（>3级），就可以进行修复，一般是产后42天后。盆底肌和腹肌是一个整体，盆底肌是支持、承托、受力结构。如果盆底肌过于疲弱，一味加强腹肌，会增加腹内压，让受损的盆底承受更大的压迫，加重盆底损伤。所以在进行腹直肌分离治疗前，需先检测产妇盆底肌力，肌力达到3级以上才能进行腹直肌分离治疗。对于那些盆底肌力差的，要先做盆底康复治疗再做腹直肌治疗。剖宫产的产妇，则需要等到伤口完全愈合，没有任何红肿、发痒、疼痛现象，才能开始着手调理。在操作前，检测按压有刺痛现象的时候，依然还是不能操作，若先穿戴收束带倒是可以的。

若存在子宫等盆腔脏器脱垂现象的产妇，则需要子宫恢复至正常生理位置一个月后，在明确无子宫脱垂现象时才可以进行操作。

49. 腹直肌分离愈合是否就可以使腹部变小

很多人认为，产后松垮的肚子是由于妊娠期发生腹直肌分离导致的。研究表明，妊娠35周时腹直肌分离患病率虽然为100%，但在产后6个月时患病率降低到39%，也就是说，产后如果肚子还松垮，并不一定是腹直肌分离惹的祸。

需要澄清的是，大部分情况下，肚子周围的赘肉其实是皮下脂肪堆积造成的。而要去除腰部的赘肉，就需要在产后42天尽早地解决腹直肌分离，产后尽早坚持腹式呼吸训练，进行骨盆带的核心训练，还需饮食控制和有氧运动的配合。

50. 什么是 Glazer 盆底表面肌电评估

Glazer 盆底表面肌电评估（简称 Glazer 评估）是通过软件程序指导，在一定时间内采集分析盆底肌群在进行一系列收缩和放松指令时盆底肌的肌电信号，对整个盆底肌的快、慢肌功能进行评估，系统展示了评估肌肉功能的指标。Glazer 评估可以辅助诊断或鉴别诊断盆底功能障碍性疾病，有助于了解盆底功能恢复进展，评价治疗效果。其中评估包括五个阶段：前基线静息阶段、快肌评估阶段、慢肌肌力评估阶段、慢肌耐力评估阶段、后基线静息阶段。

51. Glazer 盆底表面肌电评估时有哪些注意事项

（1）Glazer 评估必须排空二便。

（2）仰卧120°，双脚外展（脚后跟靠近）成60°，双腿放松展开与肩同宽即可，患者保持安静，腹部、腿部和臀部肌肉均需要充分放松。上臂自然放置于身体两侧。

（3）测试时应正常呼吸，不要屏住呼吸，不要有收紧腹部、抬高臀部、收拢大腿的动作。收缩阴道时电极上移的感觉是正确的盆底肌收缩。

（4）测试和治疗过程均有电脑语音提示，评估过程中不要移动体位，请关闭或远离手机等具有高频装置的设备以防干扰。

52. 评估肌力正常，但产后阴道前壁膨出需要做治疗吗

需要，盆底肌是一组肌肉，不是一块肌肉。当盆底肌肉损伤后，会有盆腔脏器的脱垂，这时综合肌力虽然正常，但阴道前壁已经膨出，尿道或膀胱的解剖位置会有不同程度的变化，其功能也将会发生变化，即使暂时没有症状，但随着时间的推移，会出现尿失禁或盆腔脏器进一步脱垂，这种情况可以给予指导后做凯格尔运动或阴道哑铃训练，建议进行长期的家庭盆底肌训练。

53. 产后多久可以进行盆底生物反馈治疗

一般是建议在产后42天且恶露干净后，经盆底功能检查，就可以进行盆底生物反馈治疗。产后42天到6个月内是进行盆底康复的最佳时机，最好不要超过产后半年，否则随着年龄增大不但会增加治疗难度，而且子宫脱垂、尿失禁、性功能障碍等盆底功能障碍性疾病的发生率会越来越高且症状越来越严重。所以，应当重视盆底功能检查和及早进行盆底康复。

54. 若产后或发现尿失禁或脱垂等症状不做盆底康复训练会有什么影响

妊娠、分娩导致盆底组织损伤，是盆底功能障碍性疾病发病的重要因素之一。研究显示，产后女性的盆底肌力异常者占87.4%。围产期是盆底功能障碍性疾病比较集中发病的高峰时间段。妊娠后期、产后6周和6个月的尿失禁发生率分别为26.7%、9.5%和6.8%，其中，压力性尿失禁占主要部分（分别为18.6%、6.9%、5.0%），产后脏器脱垂的发生率为54.40%。因此，产后是防治盆底功能障碍性疾病的重要阶段和理想时机。

产后盆底康复训练能促进妊娠和分娩过程损伤的神经和肌肉得到恢复，从而改善远期盆底状况，降低因解剖结构改变和年龄增长发生盆底功能障碍性疾病的概率。盆底康复治疗明显降低产后6～12个月盆底功能障碍性疾病的发生率。

伴随着尿失禁的进展，盆底松弛，盆底功能的进一步下降，尿失禁的程度

会不断加重，可能一开始只是跑、跳、咳嗽时出现漏尿，后期可能连翻身都会出现严重的尿失禁，甚至会发生子宫脱垂、膀胱或尿道膨出等盆腔脏器脱垂。继发或伴随反复尿路感染、会阴部瘙痒、湿疹和皮炎等。

而阴道前后壁膨出、子宫脱垂不做治疗，会影响夫妻生活，暴露在外的宫颈和阴道黏膜长期与衣裤摩擦出现糜烂或出血，且会随着时间不断加重症状，最后会进展到需要手术切除的程度。

55. 做了2个疗程的盆底康复，尿失禁症状有明显改善，但是用力咳嗽还是会尿失禁，需要继续治疗吗？应该如何制订盆底康复方案

如果尿失禁症状有明显改善，说明盆底康复是有效果的，继续治疗即可。至于是否需要调整盆底康复方案，建议此时做一次盆底肌评估，根据盆底肌评估结果再决定是否需要调整康复方案。这里需要指出的一点是，患者个人情况不同，盆底康复的疗程也会有所差异，无需纠结几个疗程能完全解决尿失禁及其相关症状。每一个治疗方案的制定，都需要结合患者是否有其他症状、相关临床检查结果综合判断。

56. 尿失禁需要康复治疗多久才能有效果？尿失禁治疗2个疗程后，症状没有好转怎么办

尿失禁症状的治疗通常需持续8周以上或更长时间才有效果。2个疗程后若症状没有好转，需重新对其进行评估，确定尿失禁特征并对其进行分类、识别可能发展为尿失禁的潜在疾病，以及识别尿失禁的潜在可逆转原因，再针对性地制订治疗方案。

57. 在家练习时，如何感知盆底肌在哪里

当我们在排尿的时候，中断排尿（夹紧），使用到的就是我们的盆底肌。这个动作可以帮助我们识别这块肌肉，但这个动作仅能偶尔进行，因为毕竟膀胱排空的正常模式应该是连续排尿，一周内不能超过一次。

使用镜子观察：坐在椅子的边缘同时调整镜子到合适的角度查看盆底。将小阴唇扒到两边，收缩盆底肌，同时做呼气动作，观察会发生什么。应该能看到尿道外口的关闭，尿道上移和阴道口关闭，肛门括约肌收缩。正常情况下，

咳嗽时盆底肌肉能及时收紧，承托住整个盆底。

手指感知：将示指和中指插入阴道内 2～3cm，反复收紧和放松耻骨肌，让手指感受肌肉的力量。正常情况下，手指感觉被紧紧夹住；如果什么感觉都没有或者感觉力量很小，说明盆底肌肉薄弱。如果插入手指困难，或者感觉疼痛，表明盆底肌肉紧张，放松后再次进入，如果还是疼痛，考虑肌张力高或者外阴疼痛综合征，需要及时与医生沟通。

另外，还可用阴道哑铃来帮助定位盆底肌。

58. 剖宫产后瘢痕是否需要松解？如何松解

剖宫产后的瘢痕需要松解。剖宫产瘢痕是身体在手术、感染、炎症或外伤真皮层，结疤后 2～3 周修复过程中产生的胶原蛋白纤维带，并伴有杂乱的新生神经末梢，在身体外部表现是形成瘢痕并在身体内部表现是粘连。当粘连引发原本不相连的内部组织间的拉力并限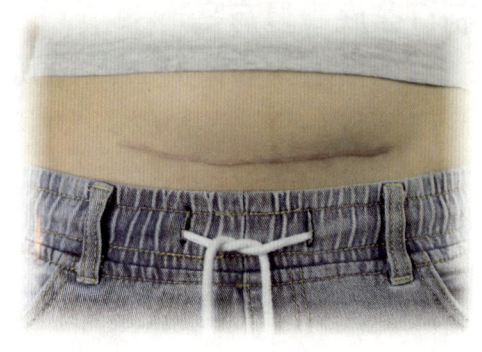制这些组织间的移动性而产生并发症，会影响身体伸展、关节功能活动；子宫、卵巢、输卵管粘连会引起盆腔痛、腰背部疼痛及性交痛，甚至会导致不孕；小肠周围粘连会引起腹痛、腹泻、便秘或肠易激综合征，甚至肠梗阻。

可以进行腹式呼吸松解，还可在瘢痕及瘢痕远端皮肤涂抹精油并按摩松解等，但建议在专业的康复指导下松解瘢痕，以免造成二次损伤。

59. 缺少家庭盆底训练是否会影响治疗效果

没有配合家庭盆底训练是会影响治疗效果的。盆底治疗中加入凯格尔运动、阴道哑铃训练和/或腹式呼吸放松训练等家庭训练，可以巩固盆底治疗的效果。例如盆底肌松弛型的患者在家中应坚持结合阴道哑铃进行凯格尔运动，同时生活中尽量避免增加腹压的行为；盆底肌过度活动型的患者则应该坚持腹式呼吸，有利于放松过度紧张的盆底肌，家庭盆底训练可以帮助盆底康复达到事半功倍的目的。在盆底治疗中没有做任何家庭训练或没有定期做家庭训练，结果盆底康复的效果往往达不到预期或不是很理想。

60. 在做盆底治疗期间，是否不能进行跳跃类的动作

在盆底肌力不足时，跳跃类的动作会导致腹部压力增大，对盆底肌来说是个很大的冲击，容易使受损的盆底肌症状加重，比如尿失禁、脱垂症状更严重，阻碍盆底的修复。

在盆底肌肉肌力恢复4级以上时，可在专业指导下练习不同腹部压力增加情况下（如咳嗽、大笑、跳跃、按压腹部肌肉等）的肌肉收缩。正常情况下，腹压增高时，子宫、阴道上段、尿道、直肠被压向下后方，肛提肌的拉紧和上提归功于肌肉不自主的收缩。患者腹部肌肉和盆底肌肉协调收缩，达到患者腹部增压前和增压中盆底肌均良好收缩，获得肌肉收缩的条件反射。

61. 做电刺激治疗时，阴道感觉不明显或两侧感觉不对称是为什么

盆底肌电刺激治疗是经电极的环形闭合回路，但是双侧盆底肌往往功能是不对称的，因此会形成感觉的不对称；盆底神经功能如果下降明显，会有治疗时感觉障碍，但是电刺激治疗时不需要将电流过度加大，同样也有治疗效果；当感觉障碍时，只需按常规盆底肌电刺激治疗的强度治疗。

62. 子宫切除或阴道修补术后多久可以做盆底肌治疗

最好是术后3个月行盆底肌治疗，如果仅仅是盆底肌训练（无阴道置入电极或阴道哑铃）可以在术后1个月开始，因为术后短期阴道残端未完全愈合，或存在缝线溶解现象。可以在术后开始盆底肌训练，如凯格尔运动。通过凯格尔运动，有助于术后盆底肌功能的恢复，提高术后生活质量，改善尿频、尿失禁、下腹坠胀感等症状。配合使用磁刺激治疗与电刺激生物反馈治疗，可以有效训练患者的盆底支持结构，强化并促进盆底功能的恢复，防止盆底结构损伤及缺陷。

63. 腹式呼吸训练对便秘治疗有帮助吗

腹式呼吸能够显著增强排便效果，腹式呼吸对腹腔器官是一种有节奏的按摩，可以使胃液的分泌增加，腹式呼吸时膈肌上抬，膈肌活动范围比平时增加3~4倍；腹腔内发生周期性的变动，加大按摩腹内脏器的力度，增强腹肌力量，锻炼膈肌引发肠道及直肠肌肉收缩，从而可以促进胃肠蠕动，调节腹部脏器功能，改进内分泌的调节，大便通调。同时，腹式呼吸训练，可以通过降低

交感神经活性，明显增强副交感神经的兴奋性，提高肠道运动，诱发和增强反射性排便，增强直肠外括约肌活动，抑制肛门内括约肌张力，降低肛周阻力，更有助于缓解焦虑情绪，增强治疗效果。

64. 盆底康复治疗期间可以适当地抱小孩吗

治疗期间能否抱小孩主要取决于患者的症状是什么，以及小孩的重量，压力性尿失禁、脏器脱垂以及腰痛患者需根据自身症状的严重程度考虑，在不引发症状与不适的前提下可适当抱小孩，一旦引发症状以及症状加重需立即停止。

65. 盆底肌训练时为什么要配合呼吸

盆底肌和膈肌是以活塞运动的方式进行工作，吸气时膈肌下沉，盆底肌也下沉；呼气时膈肌自动上提，盆底肌也随之上提。所以腹式呼吸在盆底肌练习中至关重要，可以通过配合呼吸达到放松盆底肌或者激活盆底肌的目的。

66. 产后没有相关症状需要接受盆底康复治疗吗

产后即使没有相关症状，也最好都先进行产后的相关评估后再决定是否需要接受盆底康复治疗，没有症状理论上是不需要接受盆底康复治疗的，但随着时间的推移，某些因素会加大症状发生的可能性，尽早接受盆底康复一定程度上有助于预防症状的发生。

67. 总是找不到盆底肌收缩的感觉该怎么办

盆底肌训练和肢体骨骼肌的训练方式一样，可先选择顺重力位进行训练后再到抗重力位，在顺重力位时仍找不到感觉，便可考虑配合生物反馈治疗或电刺激治疗帮助寻找盆底肌收缩的感觉。

68. 盆底康复治疗期间可以剧烈运动吗

对于产后的人群，最好10个月或1年以后再开始剧烈地跑跳运动，可以适当地快走；对于存在脱垂症状的患者是不建议跑步、打羽毛球等剧烈运动，不加重症状的前提下可适当快走；对于有尿失禁症状的患者，若剧烈运动过程中会出现症状则不建议。

69. 在家练凯格尔运动是不是只能躺着练,练习的时候容易出现哪些肌肉代偿

在不同的姿势、体位下都可以进行凯格尔运动,不同体位的难易程度是不一样的,躺着易于坐着,坐在易于站着,这也是训练的进阶方式。重点是要在动作正确的前提下,找到合适自己的体位进行训练。凯格尔运动是大家所熟知的盆底肌的训练方法,这个动作要求精准练习,肌肉感知较差以及无力的情况下,通常容易出现髋内收肌也就是大腿内侧肌肉、臀肌以及腹部肌肉的代偿。

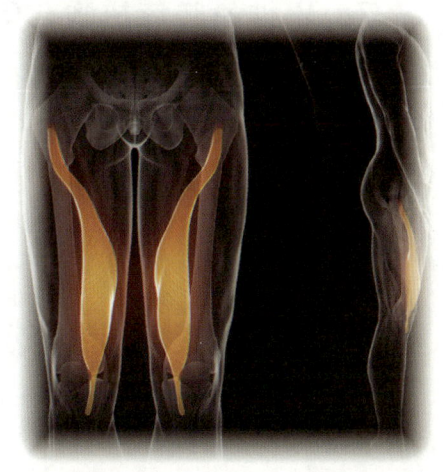

70. 盆底肌训练能改善假胯宽吗

假胯宽除了很少的先天因素外,主要是由于后天不良习惯造成的,比如走路内八、跷二郎腿等,根本原因是臀肌无力。单纯练习盆底肌帮助并不大,配合核心以及臀肌练习的盆底肌训练在一定程度上对假胯宽有所帮助。

71. 产后多久才可以进行跑跳等剧烈运动

产后的盆底康复过程中,主要取决于自身的恢复情况与症状,3个月后可进行轻微的跑跳动作。有的学者认为,10个月妊娠期,一定程度上子宫和盆底的功能也需要10个月的时间自我修复,所以最好10个月以后再开始较剧烈的跑跳运动。

72. 盆底康复治疗期间可以进行性生活吗

盆底康复治疗期间可以合理进行性生活,针对性生活会疼痛的患者可以使用润滑剂,女性可以使用阴道扩张器,同时选择合适的性生活姿势,合适的性生活姿势对轻微的脱垂有一定帮助,比如传教士体位对阴道前壁脱垂有帮助,后入式对阴道后壁脱垂有帮助。

73. 慢性盆腔痛该如何进行疼痛点的自我松解

疼痛点的自我松解主要是针对肌肉进行放松,尽可能让肌肉处于放松的状

态，对疼痛点进行 60 ~ 90s 的长时间按压，同时可根据自我的舒适程度调节按压力度的大小，并且可配合呼吸帮助放松，切忌憋气。

74. 慢性盆腔痛热敷有用吗？有什么理疗能够缓解疼痛

针对慢性盆腔痛的患者，热敷在一定程度上能够放松肌肉而达到一定的缓解作用，但热敷作用比较表浅，而大多数的患者疼痛都在比较深层的部位并且存在一定炎症，电磁疗法、经直肠和阴道的微波热疗、激光作用会更深一些，并达到一定消炎作用，同样生物电反馈以及体外冲击波在一定程度上也能够缓解疼痛。

75. 慢性盆腔痛做凯格尔运动有用吗

针对慢性盆腔痛的患者更加强调的是盆底肌的放松，而后再进行盆底肌的力量训练。若一开始就盲目进行凯格尔运动有可能会增加肌肉的痉挛使疼痛加重，在确保盆底肌能够有效放松的前提下再进行凯格尔运动也是很有必要的。

76. 为什么做了一段时间盆底康复治疗，脱垂改善后，却出现尿失禁

这类问题经常发生在脱垂患者中，大部分是因为脱垂而造成尿道交接口的阻塞，因此平时不会有尿失禁的现象。但当脱垂逐渐改善时，尿失禁的问题就会突显出来，其实这是疾病治疗过程中的正常现象，当脱垂问题得到进一步改善，盆底肌力逐渐提高时，尿失禁的问题也会逐渐得以解决。

77. 妊娠期做哪些运动可以减少盆底肌的伤害

孕妇可以在自身能力范围内做一些温和的有氧训练、力量训练、活动度练习，如游泳、瑜伽、散步等，注意避免过度增加腹部压力，如运动时憋气、挤压腹部等。

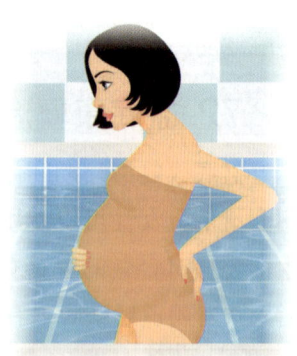

78. 盆底康复治疗会影响月经吗

据已有的临床经验，是存在月经刚走后做磁刺激治疗或电刺激治疗，因为

促进血液循环可能把之前没排干净的月经血排出来的情况，但目前文献没有这方面的报道。就好像有的人产后恶露已经干净了，但是做子宫复旧方案，会把没排干净的血排出来，但量一般都比较少。如果量大，则建议患者做妇科彩超，了解子宫内膜情况，围绝经期女性一定要排除内膜病变。

79. 盆底运动训练和瑜伽有什么区别吗

盆底运动训练和瑜伽看似相同，但盆底运动训练更具有针对性和治疗意义。因为盆底运动训练以盆底肌肉训练为主，腰腹部、臀部的训练相配合，主要为了改善盆底功能障碍、产后骨盆带疼痛等问题，一般会从瑜伽等健身运动中选取适合的动作教导患者练习。

80. 患有一些妇科疾病，如子宫肌瘤、宫颈柱状上皮异形、慢性盆腔炎等，可以做盆底康复吗

没有达到手术指征的子宫肌瘤可以做盆底康复治疗，盆底电刺激治疗不会导致肌瘤出现增大、变性等多种情况；盆腔术后3个月做盆底康复治疗较安全；生理性宫腔积液可以做治疗；宫颈柱状上皮异形不是盆底康复治疗的禁忌证。

81. 盆底康复手法配合运动训练能瘦肚子吗

盆底康复手法配合运动训练能瘦肚子，通过合适的手法调整骨盆和腰椎的生物力线，改善肌肉、筋膜等组织张力，配合运动训练增强盆底和腰腹部深层力量，增加血液循环，提高代谢等，在一定程度上能达到塑形的效果。此外，如果大肚子是由于腹直肌分离引起的，做完康复后腹直肌分离改善了，形体自然就恢复了。

82. 妊娠期和妊娠前是不是就要开始做盆底肌训练

建议尽早开始做。通过盆底肌训练，能增强盆底肌的弹性、力量、控制等，能有效预防或改善妊娠期和产后的各种漏尿、腰痛等盆底功能障碍性疾病，并有助于分娩，缩短产程，同时保证日常生理活动的正常进行，如排尿、排便、性生活。

83. 盆底治疗期间其他健身活动能同时进行吗

盆底治疗期间可以同时参与其他健身活动，但是需要注意以下几点：①腹

直肌分离没有恢复前，不建议进行躯干弯曲、躯干扭转练习，如仰卧起坐、转呼啦圈及卷腹运动；②注意核心训练的强度，循序渐进，配合有效、可控的盆底肌收缩。因为在盆底损伤没有恢复的情况下去跑步、做俯卧撑、进行肌肉训练，很容易会加重盆底损伤，引发漏尿、阴道松弛、性交痛等盆底疾病。

84. 盆底手法治疗有什么作用

盆底手法治疗包括：①对骨盆内外相邻的肌肉、筋膜等软组织进行放松或激活，改善局部血液循环；②调整骨盆及相邻关节，使得原本位置发生改变的骨盆回到正常位置，从而避免或预防长短腿、假胯宽等骨盆不端的情况。

85. 盆底生物反馈治疗、电刺激治疗等会痛吗？盆底治疗会影响哺乳吗

盆底生物反馈治疗和电刺激治疗一般不会疼，电流的大小会调节在患者可以接受的范围内。治疗时正常感觉：放电时，肌肉就像被拉起来，向上提收紧的感觉，有时伴有无痛的、麻麻的感觉；停止放电时，肌肉就会自然放松下来。盆底治疗不会影响哺乳。

86. 盆底康复治疗能改善经期疼痛吗

有一定的效果。因为做磁刺激治疗或电刺激治疗，能促进血液循环。此外，盆底康复治疗能有效放松盆底相关肌肉和筋膜，能有效缓解部分由于盆腔疾病引起的继发性痛经。

87. 剖宫产女性需要做盆底康复吗

剖宫产女性需要做盆底康复。妊娠、分娩是造成盆底功能障碍的一个重要因素，妊娠期女性的肚子会随着胎儿的月份增大而增大，到中后期巨大的子宫会压迫盆底，长期持续的压力会让盆底受损，很可能出现盆底功能下降、盆底功能障碍，产后很难自然恢复至正常。尤其是多产女性，盆底经过多次妊娠，更容易出现盆底功能障碍。对于剖宫产，还需注意瘢痕的愈合情况，手术伤口完全恢复以后可以做盆底治疗。

88. 盆底康复治疗对性生活有帮助吗

盆底康复治疗对性生活有帮助，性高潮的产生是离不开盆底肌的，盆底肌

中的耻骨肌、尾骨肌等，在高潮时会强烈收缩，因此盆底肌也叫"爱情肌"。盆底康复治疗通过电刺激治疗让肌肉被动收缩、主动收缩到盆底肌肉力量增强，有效地促进血液循环，改善阴道松弛，治疗性高潮障碍，缓解性交痛。盆底康复治疗不仅女性能做，男性也可以。

89. 脱垂引起的尿路感染、脱垂的情况超过10年了，还能做盆底康复治疗吗

尿路感染者建议在感染得到控制且复查正常后，再开始做盆底电刺激治疗。与年轻、症状早期相比，随着年龄增长、雌激素水平降低，身体各项功能减退，导致肌肉弹性和力量比较差，使得盆底肌基线水平较差，因此在疗程上需要相应地延长。另外，一定要多做家庭康复训练，以提高治疗疗效。

90. 盆底康复治疗能改善腰痛吗

研究证实，腰背部肌肉和腹部肌肉力量减弱是腰痛发生的主要原因，长期的坐位加之屈髋不良姿势等原因导致了维持人体姿势的肌肉（如髂腰肌等）处于短缩状态。不良姿势使得肌肉处在错误的动作模式下收缩，肌力下降和不平衡可能性增大。当身体出现不良姿势或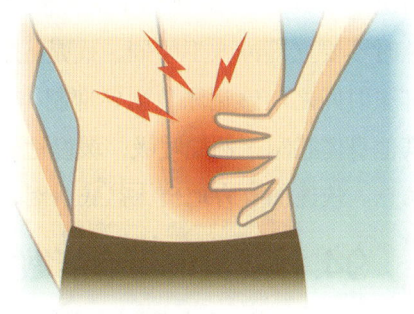其他负荷时，背伸拮抗作用的肌肉极易出现损伤导致腰痛发生。

盆底康复治疗中的肌力训练可改善慢性腰痛患者的疼痛程度和肌肉力量。在腰痛的康复中，核心肌力的提高是基础和关键。腰腹肌群的肌力练习有助于增加腰椎稳定性。而采用核心稳定性练习（如悬吊运动训练）可加强躯干和髋部浅深层肌肉力量，提高脊柱的稳定性和运动控制能力。因此，加强盆底核心肌力训练，纠正其屈伸肌力失衡可以有效康复和防治腰痛。

91. 凯格尔运动对男性有效果吗

凯格尔运动，能增强盆底肌群和前列腺的血液循环和肌肉弹性，提升对阴茎的泵血能力。凯格尔运动本身也可以对前列腺起到按摩的效果，促进会阴部的血液回流，减轻前列腺充血、消减炎症。男性可以坚持凯格尔运动，不仅有利于短期性能力的提高，防治阳痿、早泄，更是可以推迟因为年龄增长等不可

避免因素造成的男性性功能障碍。但这里需要强调的一点是，凯格尔运动并不是用来治疗勃起障碍的方法，它只是辅助的一种锻炼方式，如果是病理上的勃起困难，一定要及时就医。

92. 凯格尔运动要怎么做

首先找到自己的盆底肌，排尿期间反复停止和开始排尿，控制这种活动的肌肉（即括约肌）便是要锻炼的肌肉。持续收缩 2~6s，放松休息 2~6s，如此反复 10~15 次为一组。每天训练 3~8 组，持续 8 周以上或更长。注意运动前排空膀胱，双腿、肚子与屁股肌肉都不可以收缩。

93. 膀胱训练要怎么做

膀胱训练包括定时排尿和提示性排尿。根据患者具体情况，参照排尿日记、液体摄入量、膀胱容量、残余尿量以及尿流动力学检查结果等指标制定。一般情况下，日间每 2h 排尿 1 次，夜间每 4h 排尿 1 次，每次尿量小于 350mL。尿急时不要立即冲入卫生间，而是先憋些时间，等待排尿的感觉减弱。如果固定排尿时间之前感觉尿急则要抑制排尿冲动，首先放松缓解紧张，将注意力转向其他身体感觉，例如呼吸，缓慢地做 5~10 次深呼吸，可以干扰大脑传递尿急信息。快速而有力地挤压盆底肌肉，每次 5~10 次，尿急冲动常常会减弱。

94. 伴发其他疾病能做盆底康复治疗吗

＜5cm 的生理性囊肿可以做；没有达到手术指征的子宫肌瘤可以做；盆腔术后 3 个月做盆底康复治疗较安全；子宫全切后，至少 3 个月以上，待残端生长好后才可以；高血压需要控制后再做，或用生物反馈治疗不用电刺激治疗，或者盆底康复治疗过程中密切关注血压情况；糖尿病可以做盆底康复；生理性宫腔积液可以做；宫颈柱状上皮异位不是盆底康复治疗的禁忌证。

95. 盆底康复治疗会影响月经吗

据已有的临床经验，是存在月经刚走后做磁刺激治疗或电刺激治疗，因为促进血液循环，然后把之前没排干净的月经血排出来的情况，但是，目前文献没有这方面的报道。就好像有的人产后恶露已经干净了，但是做子宫复旧方案，会把没排干净的血排出来，但量一般都比较少。如果量大，则建议患者做妇科彩超，了解子宫内膜情况，围绝经期女性一定要排除内膜病变。

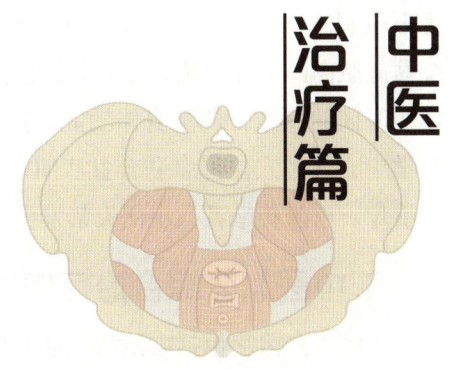

中医治疗篇

1. 能否采用中医药治疗大便失禁

考虑到药物的副作用和手术的风险，能否采用中医药进行治疗，答案当然是肯定的。大便失禁属于中医"滑泄""大便滑脱"或"遗矢"范畴，病因病机多归为热毒炽盛、脾肾阳虚、气虚下陷等导致固摄能力降低，引起大便失禁。中医除了从整体观念进行辨证施治外，还会根据疾病的发生发展过程，选用适当的方药，可取得良好疗效。热毒炽盛治当清热解毒，凉营开窍，方选黄连解毒汤合白头翁汤化裁。脾肾阳虚大便失禁与气虚下陷大便失禁，二者都是虚证，起病缓慢，病程较长。脾肾阳虚者，治以温补脾肾为主，佐以收涩固脱，方用六柱饮加肉桂、干姜、赤石脂。中气下陷者，治宜补中益气，升举固脱，方用真人养脏汤加黄芪、干姜。治疗过程需认真观察病人的病情变化，分析中药的临床疗效，随症加减，提高疗效。

2. 中医外治法治疗大便失禁主要有哪些

中医外治法源远流长，在《黄帝内经》中就有关于汤熨法、浴法等疗法的相关论述。治疗大便失禁的外治法主要包括：中药熏洗坐浴、中药敷脐、针灸、推拿等。其中一部分是针对患者的症状进行治疗，比如大便失禁患者因肛门渗出液体较多，产生肛周潮湿不适的感觉，并且肛周皮肤常会出现瘙痒、糜烂等病理变化。这就是苦参汤、硝矾洗剂的适应证，可以让大便失禁患者进行熏洗坐浴，起到除湿止痒、固脱提升的作用。另一部分主要针对患者发生疾病的根本原因进行治疗，比如中药敷脐疗法：将药材研成细粉末状，加醋调匀，贴敷于患者神阙，以达到培本固元之效，此法简便易行，易于接受。还有针灸可以疏通肛周经络，通调血气。现代医学在针灸治疗的基础上，通过电针予不同强度电流刺激，加强穴位的敏感性，疗效更佳。推拿也是一个很好的辅助配合锻炼盆底肌肉的治疗方法，在人体指定位置上进行手法操作，通过不同强度、频率、作用时间的刺激，调整身体功能，达到阴阳平和的状态。福建省人民医院盆底医学中心通过穴位推拿联合盆底肌锻炼对盆底功能障碍引起的大便失禁患者进行治疗，可改善患者大小便失禁发生的频率。

3.中医怎么综合治疗慢性盆腔痛

中医综合治疗包括内治法，秉承辨证论治的中医特色，结合本病基本病机：瘀血内阻。分别采用清热解毒、化瘀散结、温经散寒、活血化瘀，疏肝理气、行滞，益气补血、通络，滋肾养肝、通络等治疗方法。常用红藤汤加减、少腹逐瘀汤加减、柴胡疏肝散加减、当归补血汤加减、一贯煎加减等。常用的中成药有：妇科千金胶囊、桂枝茯苓丸、丹黄祛瘀片、康妇炎胶囊等。外治法方面，中药保留灌肠对于盆腔炎性疾病的治疗效果确切，使用广泛。另外，康妇消炎栓、内异康复栓、妇安宁栓等中成药亦疗效明确。中药局部外敷、局部熏蒸、阴道离子导入给药等不同的外治给药途径可以使药物直达病位，达到很好的治疗目的。针灸推拿亦是临床常用疗法，临床常选用关元、中极、子宫、三阴交、肾俞、次髎、下髎、足三里等穴位。推拿也是中医学的重要部分之一，用手在人体上按经络、穴位用推、拿、提、捏、揉等手法进行治疗，可以在疼痛局部达到疏通经络、推行气血、扶伤止痛的效果。

4.针灸能治疗便秘吗

针灸是可以治疗便秘的。针灸是以中医的整体观念和辨证论治为基础，通过全身经络系统来调整胃肠道功能，需要根据不同的证型，选取相应的配穴。

（1）基本治疗：一般以调理肠胃、行滞通便为治法，以大肠俞、天枢、上巨虚、足三里、支沟为主穴。①热邪壅盛证（热秘）表现为大便秘结、排便不畅，伴有腹胀、口干喜冷饮、舌红苔黄、脉滑数，配穴可选合谷、内庭，行针时使用泻法；②气机郁滞证（气秘）表现为排便不畅、嗳气、胸闷、腹胀、纳少，舌红苔黄，脉弦，配穴为中脘、太冲，行针时使用泻法；③气虚（虚秘）表现为排便无力，伴乏力、面白、舌淡苔白、脉虚，配穴为脾俞、气海，行针时使用补法；④血虚（虚秘）表现为大便干结、面色无华、头晕心悸、唇舌、爪甲

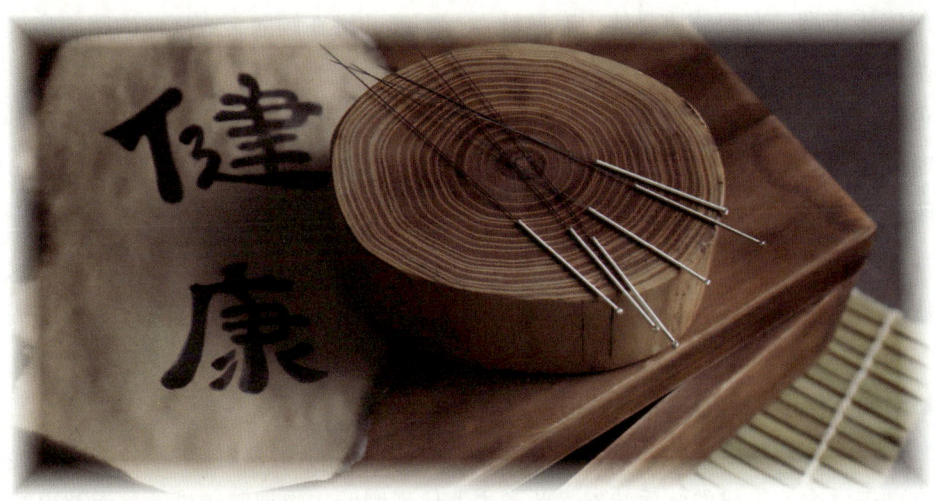

色淡，舌淡苔白，脉细，配穴为脾俞、三阴交，行针时使用补法；⑤阳虚阴寒内盛证表现为排便困难、腹中冷痛、四肢不温、畏寒喜暖，舌淡苔白，脉沉迟，配穴为神阙、关元，行针时使用补法，神阙、关元可用艾灸。

（2）其他方法：还可以通过耳针刺激大肠、直肠、交感等区，或者用维生素 B_1、维生素 B_6 等在足三里进行穴位注射。

5. 如何用中医方法调理便秘

便秘的中医治疗方法多种多样，包括中药口服、针灸、穴位埋线、穴位贴敷、按摩等方法，采用中医方法调理便秘，需根据患者症状、舌脉等表现，在辨证论治的原则指导下，或单用，或联合使用多种中医治疗方法。中医对便秘的分型如下：热积秘、寒积秘、气滞秘、气虚秘、血虚秘、阴虚秘、阳虚秘，根据每个人的自身特点采取不同的治法和方药。

6. 子宫肌瘤常见于哪类中医体质偏颇人群

绝大多数子宫肌瘤是良性的，好发于 30～50 岁女性，多因产后积血、流产、房劳、七情所伤等病因所致。部分肌瘤患者无特别症状，部分患者会出现月经异常、压迫性症状、盆腔疼痛等，也有妊娠期出现流产、早产、胎膜早破、围产期出血、产后感染等症状。一般子宫肌瘤大小超过 5.0cm 就有手术指征。

长期临床观察发现，子宫肌瘤的发病与体质有着密切的关系，患有子宫肌瘤者的体质类型中，属于血瘀体质、气郁体质、痰湿体质的比重明显高于其他体质类型。血瘀体质是体内有血液运行不畅的潜在倾向，或瘀血内阻的病理基础的体质状态。此类人群多形体较瘦，肤色晦暗或伴有粗糙，容易有暗沉、色斑，口唇色暗或者发紫，头、胸、腹、背、腰、四肢等部位有固定疼痛，时时发作，疼痛多在夜晚加重。经常出现黑眼圈，头发容易脱落。经常出现痛经、闭经。性格上比较内向，容易烦躁、健忘。

气郁体质是由于长期情志不畅、气机郁滞而形成的体质状态。其形体较瘦，平素忧郁面貌，多烦闷不乐，伴有胸胁胀满或走窜疼痛，多善太息，或嗳气呃逆，或咽间有异物感，或乳房胀痛，睡眠较差，食欲减退，大便偏干。性格内向不稳定，忧郁脆弱，敏感多疑。

痰湿体质是由于肺、脾、肾等脏腑对水液代谢的调理功能失衡，造成痰湿停滞于体内而形成的体质状态。此类人群体形肥胖、腹部肥满松软。面部皮肤油脂较多，多汗且黏，胸闷，痰多。面色淡黄而暗，眼胞微浮，容易困倦，平素口黏腻或甜，身重不爽，脉滑，喜食肥甘厚腻，大便正常或不实，小便不多或微混。性格偏温和，稳重恭谦、豁达、多善于忍耐。

7. 子宫脱垂常见于哪类中医体质偏颇人群

研究表明，气虚体质女性发生子宫脱垂概率较高。气虚体质者形体肌肉不健壮，平素面色偏黄或㿠白，目光少神，口淡，唇色少华，毛发不华，语言低怯，气短懒言，头晕，健忘，精神不振，肢体容易疲乏，易出汗，舌淡红，舌体胖大、边有齿痕，脉象虚缓。性格内向，情绪不稳定，胆小，不喜欢冒险。平素体质虚弱，不耐寒邪、风邪和暑邪，易患感冒；或病后抗病能力弱，易迁延不愈；或易伴随其他疾病，比如胃下垂、肾下垂等病。

8. 哪些中医康复技术可以促进妊娠后盆底肌的修复

妊娠造成盆底肌损伤时会出现尿失禁、大便失禁、盆腔脏器脱垂、阴道松弛、性功能障碍及慢性疼痛等情况，近年来，传统中医治疗在治疗盆底相关疾病的作用越来越突出，患者可以通过中药汤剂、针刺、灸法、电针、穴位埋线、穴位贴敷、穴位注射等治疗方式来促进产后盆底肌的修复。

9. 产后出现尿失禁是否需尽快进行针灸干预

产后出现尿失禁需要尽快进行针灸干预。

（1）在分娩到产后42天内，主要目标是维持肌肉延展性，调整呼吸和心肺功能，为后期训练做储备。产后42天到6个月内是产后康复"黄金期"，产后6个月到1年半内是理想期，产后1年半至3年内是有效期，在此期限内越早越好。

（2）产后出现尿失禁，说明盆底肌可能有一定程度上的损伤，需要及时进行诊治以减轻产妇痛苦，避免手术。

10. 哺乳期出现尿失禁能否采用针灸干预

哺乳期出现尿失禁可以采用针灸干预。

（1）哺乳期一般长10个月至1年，在产后康复的黄金期到理想期（产后42天到1年半）内。

（2）在安全性方面，针灸疗法作用于身体穴位，不含药物，无毒副作用，不会对母乳产生不良影响，可以放心哺乳。

（3）在疗效方面，针灸治疗可以疏通经络、活血化瘀、协调阴阳，不仅能促进产后盆底功能恢复，还可调理哺乳期妇女体质。

11. 尿失禁患者如何自行在家艾灸

如果患者不便来医院进行规律治疗，自行在家艾灸也有一定效果，但要注意如下事项。

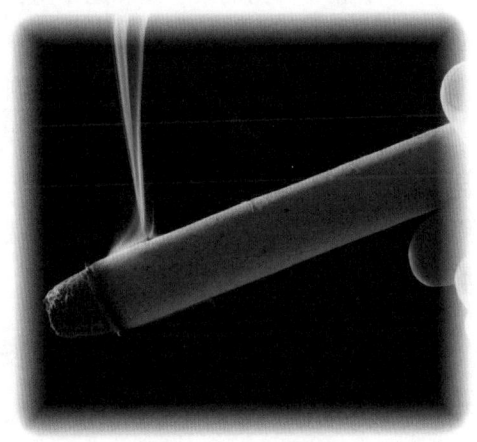

（1）体位：舒适、自然，可长时间维持。

（2）穴位：根据医生处方找准穴位，不随意加减，以保证艾灸的效果。

（3）专心：施灸时思想集中，不要在施灸时分散注意力，以免艾条移动，一来影响治疗效果，二来有烫伤、烧伤风险。

（4）施灸顺序：按先背部后胸腹，先头身后四肢的顺序进行。

（5）灸量（治疗时间）：每个穴位约30min，以穴位皮肤略微潮红为度，并不是越烫越好。初次艾灸时要注意掌握好刺激量，艾灸的时间可稍短、温度可稍低，待身体适应以后再逐渐加大剂量。

（6）施灸时段：过饥和过饱都不宜施灸，建议在饭后 0.5～1h 施灸。

（7）注意保暖和防暑：施灸时要暴露部分体表部位，所以要注意室内温度的调节，在冬季要保暖，在夏天高温时要防中暑，同时还要保持空气流通。

（8）防火：施灸时一定要注意环境安全，防止落火。用艾炷灸时需要及时抖灰，并小心艾炷翻滚脱落。灸后及时熄灭艾炷、艾条。

（9）防止感染：施灸不当、局部烫伤可能产生灸疮，一定要保护疮面；如果已经破溃感染，要及时就医。

（10）防止晕灸：晕灸表现为头晕、眼花、恶心、面色苍白、心慌、汗出等，甚至发生晕倒。出现晕灸后，要立即停灸，并躺下静卧，多喝温开水，再加灸足三里，温和灸 10min 左右。

12. 中医治疗尿失禁的优势有哪些

（1）中医治疗尿失禁的方法众多，根据个体辨证施治，从整体出发，理法方药俱全，无论轻症、重症均可采用中医疗法治疗。

（2）相比西药的禁忌证和副作用，中医疗法的副作用更低，安全性更高，适用范围更广。

（3）相比手术治疗，中医疗法的创伤性小，风险性低，费用低廉。

（4）中医康复技术具体有针刺、电针、艾灸、推拿、中药、穴位埋线、耳针、拔罐等。并且可以多种技术联合运用，弥补单一疗法的缺陷，远期疗效更佳，如针药联合、内外同治、中医疗法结合西药、中医疗法结合康复训练等，均有理想的治疗效果。

13. 尿失禁患者在家可以使用哪些简便的中医康复技术来辅助治疗

（1）艾灸：身体正面的大多数穴位，如足三里、三阴交、关元等，可以自行完成或借助艾灸器具完成；身体背面的穴位，如八髎、肾俞等，需要他人协助完成。每个穴位大约灸 30min，皮肤稍微潮红即可。

（2）拔罐（真空拔罐器）：身体正面的大多数穴位，如中脘、气海、关元等，可以自行完成；身体背面的穴位，如八髎、肾俞等，需要他人协助完成。每个穴位大约 10min，操作时间不宜过长。

（3）刮痧：身体背面的穴位，如膀胱经的背俞穴等，需要他人协助完成，适度出痧即可。

（4）太极拳、五禽戏、八段锦：经专业人士评估过后，在确保身体情况允许、动作标准的前提下，可自行在家每日练习。

以上操作技术均要在专业人士的指导下进行。

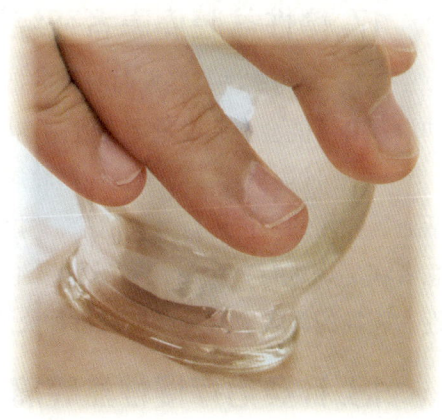

14. 中医治疗尿失禁是否容易复发

尿失禁复发的因素有很多，可能是病因未能够完全根除，也有可能是旧病未除、又添新病，或患者未有良好的生活习惯等。中医疗法从整体角度出发，根据个体情况辨证论治治疗尿失禁，只要谨遵医嘱，注重日常生活中的行为习惯，是不易复发的。各项临床研究数据表明，盆底康复治疗结合中医辨证论治，可获得更好的治疗效果，复发率也更低。

15. 同是尿失禁，为何不同患者采取的艾灸方式不同

因为中医治疗重在辨证论治，辨证是指根据患者的具体情况，辨清疾病的病因、性质、部位等，以此概括、判断为某种性质的证，论治则是据辨证的结果，确定相应的治疗方法。

因此，虽然患者都是尿失禁，但中医会根据患者不同的证型、体质来调整治疗方案，如患者是因中气虚弱导致尿失禁，可选择脐灸；如患者是因下焦寒湿瘀滞导致尿失禁，可选择八髎灸。此外，即使是同一患者，艾灸的方案也会因疾病的发展而进行调整，以达到最佳的疗效。

16. 慢性盆腔痛的中医病因病机是什么

慢性盆腔痛是一组症候群，可涉及较多系统，但从整体上而言属于祖国医学"痛症"范畴，病机不外乎"不通则痛"与"不荣则痛"。"不通则痛"可理解为气血运行不畅，壅滞不通而导致痛症；"不荣则痛"可理解为气血津液不足，不能荣养身体而导致痛症。

17. 慢性盆腔痛患者在经期不能进行哪些中医治疗

（1）中药熏洗：经期时身体的抵抗力较弱，另外中药熏洗具有行气活血等功效，有可能会引起经量增多等副作用，因此经期不宜行中药熏洗。

（2）针灸治疗：对于慢性盆腔痛的患者，常选用一些具有通经活络、温阳活血等作用的穴位进行针灸治疗，例如气海、血海、关元、三阴交、阴陵泉等，患者在经期进行针灸治疗容易引起经量增多、月经不调等负面作用，因此，慢性盆腔痛的患者应避开经期进行针灸治疗。

18. 针灸治疗慢性盆腔痛需要患者长期坚持治疗吗

需要的。慢性盆腔痛本身就是病因复杂的慢性疾病，针灸能够改善局部血液、淋巴循环，促进炎症吸收，能起到很好的镇痛作用。但很多患者病症表现相对比较明显，通常需要一定的疗程才有可见的临床疗效，长期坚持治疗则可进一步改善排尿症状和提高生活质量。另外，治疗的同时也一定要加强护理措施，这样才能够快速康复，缩短治疗疗程。

19. 产后女性出现带下色黄量多，可以采用哪些治疗

产后女性出现带下色黄量多，从中医角度上看通常提示湿热在里，治疗上宜选择清热祛湿的药物，但如果只采取单一的口服疗法效果往往不佳，并且还可能因长期口服药物导致脾胃受损。因此，治疗手段上主张采用综合疗法、多途径给药，即辨证与辨病确立中药口服处方，非经期配合中药灌洗、中药外敷和中药静脉输液，同时超短波理疗、穴位贴敷、针灸等非药物疗法也是临床调和气血，内外合治的不错选择。

20. 腹部的推拿按摩是否会加重尿失禁

正确的推拿按摩是不会加重尿失禁的病情。若正处于急性期则不建议大强度的腹部推拿按摩，可能会造成尿频尿急等不适症状的一过性加重。长期存在尿失禁情况的患者可自我按摩下腹部、耻骨上缘或中极穴等，再配合其他综合治疗能获得较为满意的疗效。但若是由于昏迷或器质性病变引起的尿失禁，推拿按摩的效果较差。

21. 性功能障碍都是肾虚引起的吗

性功能障碍不都是肾虚引起。肾虚是中医辨证学的名词，中医的"肾"既

不是解剖意义上的肾脏，也不是男性性器官或性功能的代名词，只是很多人将其混淆。中医说的肾主生殖，肾虚则生殖功能低下，很多性功能障碍患者确实会同时存在中医诊断上的肾虚，但两者仅仅是伴随关系，而不一定存在直接病因关联。正如现代医学所说，性功能障碍中有一部分是器质性原因，同时还存在很重要的心理性因素，这些绝不是仅仅用肾虚一词就可以概括的。

22. 有什么中医康复疗法可以减慢子宫肌瘤的生长速度

中医针灸疗法可以减慢子宫肌瘤的生长速度，并且绿色、安全、基本无副作用，具体可分为针刺、温针灸、火针、穴位埋线、隔药灸脐法等疗法，临床上发现经常生闷气、心情忧郁的女性是本病的好发人群，另外治疗上讲究周期性及长期坚持，量足方可效至，故需要患者树立信心，保持心情愉悦，达到事半功倍的作用。

23. 经常便秘伴烦躁、手脚心发热的患者，是否可以进行艾灸

部分便秘患者时有两颧潮红、盗汗、手足心热等阴虚证表现，艾灸时可选取涌泉以引火归元，滋补肾阴，加以虚实证均可选用的神阙、支沟、照海等，艾灸的次数及时长可适当减少，一周治疗1～2次为宜，每次5min，灸后多饮水，注意观察是否有口干舌燥、烦躁等症状。阴虚内热并不是艾灸的禁忌证，只要根据身体的承受力进行精准选穴，适当灸治，同样可以收获良好的临床疗效。

24. 经常便秘的患者在家就能进行的简易中医康复疗法有哪些

艾灸、腹部按摩、耳穴压豆等疗法对功能性便秘有一定的疗效且简便安全，适合便秘患者在家自行操作。可艾灸神阙（肚脐），一周2～3次，每次15min，注意预防烫伤。耳穴压豆每天按压5次，每次1～2min，2天更换一次王不留行籽。腹部推拿是以用手掌在肚脐周围进行逆时针

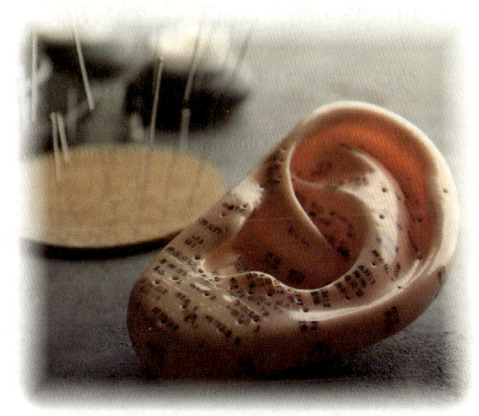

摩腹及掌擦下腹部为主，频率约每分钟30次，每次5min。以上的中医康复方法均适用于偶发的功能性便秘，若长期便秘或排便困难，需及时到医院就诊，以免耽误病情。

25. 对阴道脱垂及直肠脱垂患者进行艾灸一般需要多长时间

对于脱垂性疾病进行的治疗性艾灸，建议每次每穴灸20～30min，连续艾灸1周后休息2～3天，或者隔天灸，但因个体差异、病势、病性等，每个穴位的艾灸时间因人而异，可以灵活地调整治疗时间。

26. 如何避免患者因温度感觉减退而出现烫伤的情况

低温烫伤是灸疗常见的副作用。对于肛周术后局部温度感觉减退的患者，医者或者患者可将示指、中指分别置于施灸部位的两侧，通过两指的感觉来判断施灸局部的受热情况，便于随时调节施灸距离以防止烫伤。

27. 哪些中医康复技术可以促进产后子宫脱垂恢复

艾灸、穴位埋线、穴位贴敷、外洗、盆底肌训练等均有利于产后子宫脱垂的恢复。已有大量研究表明针灸在治疗产后子宫脱垂方面有着独特的优势，灸法具有扶阳、升提、固脱的作用，尤为适合产后肾气虚衰、脾虚不固证型的子宫下垂；穴位埋线是指将可吸收线体埋入穴位之中，利用线体对穴位的持续刺激以治疗疾病；穴位贴敷运用经皮给药与穴位刺激的双重功效，通过经络系统，作用于肌肉、韧带、骨骼关节，调整脏腑经络功能；盆底肌训练（如凯格尔运动）加强盆底肌肉的训练，提高对盆底肌的控制力，改善盆底组织的血液循环和神经功能，从而改善盆底功能。

28. 穴位埋线对功能性便秘的疗效怎么样

功能性便秘是以排便次数减少，1周少于3次，大便干燥硬结、排便困难等为主要临床表现，而经检查无器质性病变的疾病。穴位埋线是针刺法的延伸，其将可吸收线体埋入穴位，在线体分解和吸收过程中，产生了持久而温和的穴位刺激作用，符合古籍《黄帝内经·灵枢》中"久病者，邪气入深，刺此病者，深内而久留之"的指导思想，达到疏通经络、调和气血的效果，具有简便省事、经济安全、巩固持久的优势，尤其适合慢性便秘这类顽疾。

29. 哪些中医康复技术可以改善肛瘘术后疮面疼痛

中药熏洗、中药外敷、针灸对促进肛瘘术后疮面愈合，减轻伤口疼痛有一定疗效，可于术后第1天进行中药熏洗，先用药液的蒸汽进行熏蒸，待温度降至40℃时行坐浴。针刺治疗在术后即可开展，操作安全，对疮面无二次损伤，具有促进肉芽组织生长，改善局部渗液、水肿的功效。

30. 哪些中医康复技术可以促进肛瘘术后创面愈合

中医药促进肛瘘术后创面恢复具有显著优势，可以缩短术后创面愈合时间，预防出血、炎症、水肿等并发症，减轻病患的痛苦和心理压力。同时，及早干预有助于培养良好的排便习惯，改善生活质量。现代医疗技术快速发展，除传统的中药内服、熏洗、外敷、针灸，还有生物反馈仪、熏洗联合微波、熏洗联合红光照射等中医康复技术日益丰富。

31. 艾灸对促进直肠癌术后胃肠功能恢复的效果如何

腹部手术，特别是胃肠道相关手术后更容易诱发术后肠麻痹，出现恶心、呕吐、厌食、腹胀、腹泻、便秘等。《本草纲目》中记载艾为纯阳之品，有温通经络、祛寒湿、调气血之功效。艾灸疗法通过调和脏腑气机、恢复运化传导功能，从而促进术后胃肠功能恢复。灸疗能够缩短术后肠鸣音恢复时间和排气时间，对腹痛、腹胀症状的临床疗效更佳，也就大大降低了术后肠梗阻的发生率。

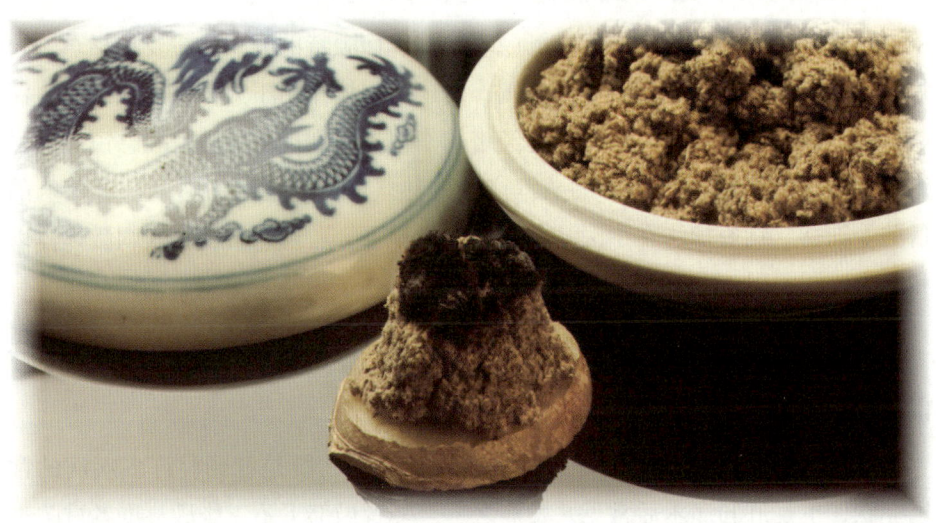

32. 中医康复治疗有哪些方法可以预防疝类疾病复发

中医认为疝气多由年老体虚、气虚下陷所致，艾灸可以升提、振奋阳气，增强身体的自我调节功能，改善病理状态，使突出的脏器回纳于其本位，常用的穴位为大墩、气海、三阴交等，多分布在小腹、足阴、腿部上，患者在家可自行在上述部位进行艾灸，尤其是在阴雨潮湿的天气，每周2～3次，一次10～15min。

33. 疝气是否可以通过针刺或者艾灸来治疗

目前，疝气主要根治方法以手术治疗为主。针刺可应用于疝修补术中的麻醉及术后镇痛。中医认为，疝气多由于中气不足、气虚下陷引起，在治疗上以升举固脱为法，可以在小腹部局部选穴如归来、神阙、天枢，或循经选取肝、脾、胃经等上的腧穴，运用温针灸或雷火灸升提中气。

34. 脱肛患者应该在什么时期进行中医康复

脱肛也称直肠脱垂，早期多采用保守疗法，后期需要行手术治疗。中医治疗此病历史悠久，有丰富治疗经验，具体包括中药汤剂、针刺、艾灸、穴位埋线、穴位贴敷、中药熏洗等，其病机以中气不足、气虚下陷为主，并贯穿于疾病全程。因此无论选择何种治疗手段，都应在发病早期及时介入，防止其向后期进展。

35. 哪些中医非药物疗法可治疗脱肛

中医外治法是治疗中重度直肠脱垂的传统而独特的方式，主要包括熏洗、敷药等。中药外敷根据药物归经原则，使药物直接作用于人体皮肤或黏膜，深透直达病灶，起到活血化瘀、疏通经络的作用，达到抗炎消肿、缓急镇痛的目的。熏洗利用药物加热煮沸的蒸汽产生的热气联合，让药力达到祛邪治病的目的。同样，针灸疗法在中医基础理论的指导下，通过经络、腧穴刺激人体以和气血、调阴阳。

36. 经常自觉肛门坠胀，可以用哪些中医康复方法进行调理

肛门坠胀是由多种病因导致的一种临床症状，既是肛肠科许多疾病的常见症状，也是肛肠病术后常见并发症之一。轻者局部下坠、胀满，重者重坠难

忍、里急后重、便意频繁，久治难愈，令人十分痛苦。

针对肛门坠胀，临床常用的中医外治法包括中药熏洗法、中药保留灌肠法、硬化剂注射法、物理治疗法等。而在家庭保健时，常用艾灸百会、神阙、长强等穴，在直肠、大肠、皮质下、神门等穴区施行耳穴压豆，每天3组提肛运动等进行调理。

37. 产后乏力、畏寒、小腹有下坠感，可以用哪些中医康复疗法进行调理

在妇女分娩过程中，尤其是产程较长，过度撕拉盆底肌肉，张力和柔韧性都明显降低，盆底组织未恢复时因咳嗽幅度大、大便干燥等因素腹部压力增加，容易发生产后子宫脱垂。中医针对产后子宫脱垂多采用益气升提、补肾温阳固脱的治疗大法。调理方法包括在百会、关元施行艾灸疗法，以局部有温热感而无灼痛为宜，至皮肤红晕为度。还可在百会、神阙进行穴位贴敷，用蓖麻籽10～20粒，捣烂成泥膏状，贴敷于穴位上30～120min后取下。

38. 肛瘘术后疮面疼痛难忍，有哪些中医康复技术可以缓解疼痛

肛瘘一般需要采用手术方法进行治疗，但由于病变部位的特殊性，术后创面一般较大并且结构较复杂，创面修复的过程较长，常见创面感染、延迟愈合、瘢痕增生等愈合不良情况。瘢痕增生有可能造成局部强烈瘙痒疼痛、肛门变形、渗液甚至影响肛门直肠功能，给患者生活带来不便。

中医针对肛瘘以清热祛湿、消肿止痛为治疗原则。临床常用25～30℃中药煎煮后熏洗患处并联合中药药膏外敷患处；针刺疗法围绕顶旁1线的头穴进行中强度手法刺激，并在次髎留针；不仅如此，还可在长强施行穴位埋线疗法，以促进疮面愈合，减轻疼痛。

39. 肛瘘术后可以配合哪些中医养生功法促进整体恢复

太极源远流长，深受人们的喜爱，几百年来经久不衰。太极是一种强度适中、动静平衡的有氧运动，可加速体内脂肪、糖类、蛋白质的分解，改善脂质代谢，提高心肺功能，减少外周血液循环阻力，促进整体恢复。太极主要适用于中老年人及一些慢性疾病患者，能显著提高他们的平衡能力、增强骨质密

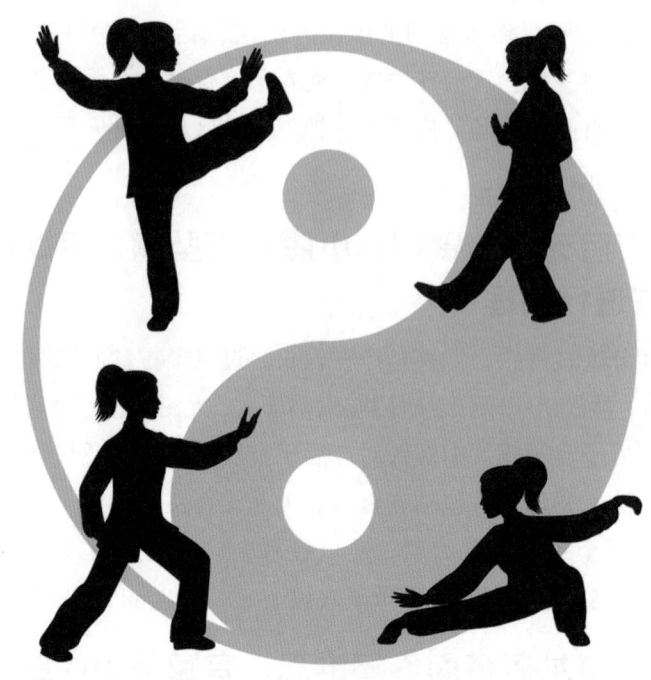

度、提高生活质量以及降低血脂等。

健身气功八段锦是一种简便易学的健身功法，动作精炼，运动量适度，可以起到柔筋健骨、养气壮力、行气活血、调理脏腑的作用，又可以避免患者过于疲劳。从现代医学来看，八段锦作为一种中低强度的有氧运动，一方面可以提高中枢神经系统反应性及身体耐受力，通过神经系统的微电刺激缓解肌肉紧张和精神抑郁，使大脑皮层放松，从而延缓疲乏产生。另一方面，也可以通过运动转移注意力，避免负面情绪，加之运动量的增加，改善患者睡眠从而达到整体调理的效果。

五禽戏，又称为"百步汗戏"，是传统康复疗法中重要的组成部分之一。长期进行五禽戏练习，能舒通经络、调畅气血、改善脏腑功能，提高人体的抗病能力和生活质量。五禽戏的治疗作用主要与中医的脏腑学说相关联，其中五禽对应五脏。如鹤戏的操练具有补益心肺、调畅气血、舒通经络的功能，鹤对应五脏之肺，肺又与大肠相表里。研究表明，五禽戏的运动负荷强度符合体育健身的基本原理，适合中老年健身，可明显改善肺活量，对身体免疫功能起到积极调节作用。

40. 哪些中医康复技术可以预防子宫肌瘤瘤体进一步增大

子宫肌瘤是女性最常见的良性肿瘤，具有病程长、症状反复的特点。现代医学常采用药物或手术治疗，但存在不良反应多、术后复发率高，甚至治疗无效的弊端。

根据疏肝调神、调理冲任的治疗原则，运用毫针针刺疗法可以调畅气机、疏通经络。阳气不足是子宫肌瘤等疑难病的本质，艾灸疗法在局部温通经脉的基础上，还可激发全身之阳气，培补全身气血以助局部之功。皮内针疗法，遵循"静以久留"的治则，可对穴位产生持续又稳定的刺激，疏通经络、调节脏腑气血，以达巩固疗效之功。穴位埋线治疗子宫肌瘤具有用穴少、疗效较好的特点，而埋线所用的蛋白线易于人体吸收，特别对服汤药不便患者更为适用。中医疗法对于需要保留生育功能的年轻患者是一种理想选择，可免除手术之苦。

41. 哪些中医康复技术能帮助直肠癌晚期患者提高生活质量

针对直肠癌晚期患者，常用针刺疗法，主要取胃经、大肠经穴位及相应的背俞穴。如天枢、大肠俞、上巨虚、足三里等穴。本病病位在大肠，故取大肠的募穴天枢、背俞穴、大肠俞，属于俞募配穴法，与大肠之下合穴上巨虚合用，起到调理肠腑的作用。足三里为胃的下合穴，调补胃肠气机。体虚患者还可加用艾灸疗法。

传统中医康复技术还包括耳针疗法，选取大肠、小肠、腹、胃、脾、神门等穴区进行耳穴压豆。日常护理可在辨证后取中药研为细末，以热醋调和为糊状在神阙施行穴位贴敷。

现代常用中医康复技术则可选取天枢、上巨虚等穴，用维生素 B_1 或维生素 B_{12} 注射液施行穴位注射。

42. 肠癌化疗后，身体虚弱能用艾灸温养吗

可以。目前，中医疗法辅助化疗逐渐成为国内外学者的研究热点，多项研究已经证实，中医疗法联合化疗可以改善患者的生活质量，减轻恶心、呕吐等消化道反应。中医学认为呕吐是一种症状，多是由于胃失合降，气逆而上所致。治疗化疗所致恶心、呕吐的常用治疗原则是益气健脾、降逆和胃。艾灸疗法具

有温中祛寒、调理气血、健脾固肾回阳之功效，与传统中药相比，其无需口服和操作简单的特点更容易被胃肠道反应严重的患者所接受，也不存在与其他药物产生相互作用的影响。灸法可通过药物对身体造成温热刺激，进而调节气血、经络及阴阳，发挥防治疾病作用。大量的临床报道显示，艾灸疗法可以明显改善大肠癌患者的消化系统症状，已经逐渐成为肠癌患者化疗术后的主要辅助治疗手段。

43. 产后盆底相关疾病进行中医康复治疗一般需要几个疗程可以见效？一个疗程治疗几次

临床常用的电针疗法，指对施针部位进行常规消毒后施行针刺，再联通电针仪，强度以患者能耐受为度，每次通电30min。每天1~2次，7天为1个疗程。日常康复护理常用的中药热敷疗法则针对患者神阙给药，采用平卧位，吴茱萸布袋加热到60℃后进行药敷，每次20min，每天2~3次，7天为1个疗程。体质虚弱患者如寒湿瘀滞证与气虚血瘀证，适用艾灸疗法，可选用艾条灸或温盒灸或热敏灸，在关元、气海、神阙、中极等穴每日或隔日进行1次艾灸，每次15~20min。中医整脊正骨联合筋膜手法对产后盆底康复亦有立竿见影的疗效。按照中医传统推拿点、按、揉和拉伸等手法，松解拉伸盆底相关肌肉、筋膜与韧带，以恢复脊柱的生物力学平衡。每次治疗8~10min，每周治疗2~3次，4~6周为1个疗程。

附表

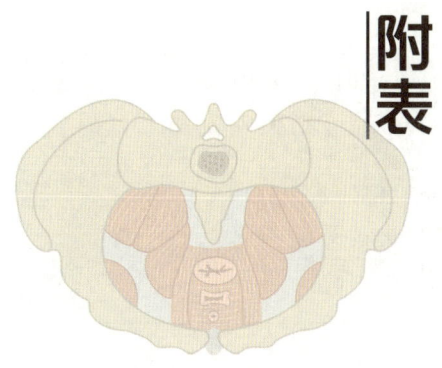

附表 1 大肠癌分期

特点	TNM 分期	Dukes 分期
癌仅限于肠壁内,无淋巴结转移	1 期(早期)	A 期
癌已侵及肠壁外,无淋巴结转移	2 期(早期)	B 期
不论肿瘤情况,已有淋巴结转移	3 期(局部晚期)	C 期
不论肿瘤和淋巴结情况,癌已转移到身体其他部位(远处转移)	4 期(晚期)	

附表 2 Wexner 便秘评分

项目	0 分	1 分	2 分	3 分	4 分
排便频率	每一两天 1~2 次	每周 2 次	每周 1 次	每周少于 1 次	每月少于 1 次
困难:疼痛评估	从不	很少	有时	通常	总是
完整性:不完全的感觉评估	从不	很少	有时	通常	总是
疼痛:腹痛	从不	很少	有时	通常	总是
时间:在厕所的时间(min)	少于 5	5~10	10~20	20~30	大于 30
辅助:辅助形式	没有	刺激性泻药	手指协助或灌肠		

续表

项目	0分	1分	2分	3分	4分
失败: 24h尝试排便失败次数(次)	无	1~3	3~6	6~9	超过9
病史: 便秘持续时间(年)	0	1~5	5~10	10~20	超过20

附表3 Wexner 失禁评分

肛门失禁类型	频率				
	从不	很少	有时	经常	总是
固体	0	1	2	3	4
液体	0	1	2	3	4
气体	0	1	2	3	4
卫生垫	0	1	2	3	4
生活方式改变	0	1	2	3	4

注: 从不=0, 很少≤1/月, 有时≤1/周, ≥1/月。

附表4 LARS 量表

项目	选项	分值
您出现过不能控制排气的情况吗（排气失禁）	□ 不, 从没有过	0
	□ 有, 少于1周1次	4
	□ 有, 至少1周1次	7
您出现过无意间稀便漏出的情况吗（稀便失禁）	□ 不, 从没有过	0
	□ 有, 少于1周1次	3
	□ 有, 至少1周1次	3
您每天的大便次数（排便频次）	□ 1天（24小时）超过7次	4
	□ 1天4~7次	2
	□ 1天1~3次	0
	□ 少于1天1次	5
您有过刚排完大便1小时内又想排大便的情况吗（里急后重感）	□ 不, 从没有过	0
	□ 有, 少于1周1次	9
	□ 有, 至少1周1次	11

续表

项目	选项	分值
您有过非常急迫地想排大便必须马上上厕所的情况吗（排便急迫感）	□ 不，从没有过 □ 有，少于1周1次 □ 有，至少1周1次	0 11 16

注：0~20分为无LARS、21~29分为轻度LARS、30~42分为重度LARS。

附表5　胃肠生活质量（GIQLI）评分

项目	0	1	2	3	4	得分
1.过去2周内，有多少时间感到腹部疼痛	从未	偶尔	一部分时间	大部分时间	一切时间	
2.过去2周内，有多少时间感到上腹饱胀	从未	偶尔	一部分时间	大部分时间	一切时间	
3.过去2周内，有多少时间感到腹部胀气	从未	偶尔	一部分时间	大部分时间	一切时间	
4.过去2周内，有多少时间有肛门过分排气	从未	偶尔	一部分时间	大部分时间	一切时间	
5.过去2周内，有多少时间发生过分打嗝	从未	偶尔	一部分时间	大部分时间	一切时间	
6.过去2周内，有多少时间可闻及肠鸣音	从未	偶尔	一部分时间	大部分时间	一切时间	
7.过去2周内，有多少时间觉得肠蠕动频繁	从未	偶尔	一部分时间	大部分时间	一切时间	
8.过去2周内，有多少时间觉得食欲欠佳	从未	偶尔	一部分时间	大部分时间	一切时间	
9.患病使你多大程度上限制着你的膳食	从未	偶尔	一部分时间	大部分时间	一切时间	
10.过去2周内，应对逐日压力怎么样	从未	偶尔	一部分时间	大部分时间	一切时间	
11.过去2周内，有多少时间由于患病感到悲观	从未	偶尔	一部分时间	大部分时间	一切时间	
12.过去2周内，有多少时间对日常生活感到愉悦	从未	偶尔	一部分时间	大部分时间	一切时间	
13.过去2周内，有多少时间由于患病感到沮丧	从未	偶尔	一部分时间	大部分时间	一切时间	

续表

项目	0	1	2	3	4	得分
14.过去2周内,有多少时间感到疲乏	从未	偶尔	一部分时间	大部分时间	一切时间	
15.过去2周内,有多少时间感到不适	从未	偶尔	一部分时间	大部分时间	一切时间	
16.过去2周内,夜间失眠的次数是多少	每晚均有	5~6夜/周	1~2夜/周	1~2夜/周	从未	
17.患病后,是否由于外表的变化而感到困扰	非常多	比较多	或多或少	一点点	无所谓	
18.患病使你的体力下降了多少	非常多	比较多	多多少少	一点点	无	
19.患病使你的耐受力下降了多少	非常多	比较多	多多少少	一点点	无	
20.患病使你觉得不适的程度有多少	非常多	比较多	多多少少	一点点	无	
21.过去2周内,你能完成多少日常活动(学习、工作、家务)	非常多	比较多	多多少少	一点点	无	
22.过去2周内,有多少时间你能参与正常的休闲娱乐	非常多	比较多	多多少少	一点点	无	
23.过去2周内,你对疾病的诊断感到烦恼的程度是多少	非常多	比较多	多多少少	一点点	无	
24.患病多大程度上使你和家人或朋友的联系变糟了	非常多	比较多	多多少少	一点点	无	
25.患病使你的性生活受到多大影响	非常多	比较多	多多少少	一点点	无	
26.过去2周内,有多少时间发生反酸或反胃	从未	偶尔	一部分时间	大部分时间	一切时间	
27.过去2周内,有多少时间由于进食慢而感到不适	从未	偶尔	一部分时间	大部分时间	一切时间	
28.过去2周内,有多少时间觉得吞咽障碍	从未	偶尔	一部分时间	大部分时间	一切时间	

项目	0	1	2	3	4	得分
29. 过去 2 周内，有多少时间觉得大便急迫	从未	偶尔	一部分时间	大部分时间	一切时间	
30. 过去 2 周内，有多少时间发生腹泻	从未	偶尔	一部分时间	大部分时间	一切时间	
31. 过去 2 周内，有多少时间感到恶心	从未	偶尔	一部分时间	大部分时间	一切时间	
32. 过去 2 周内，有多少时间大便带血	从未	偶尔	一部分时间	大部分时间	一切时间	
33. 过去 2 周内，有多少时间感到胃灼热	从未	偶尔	一部分时间	大部分时间	一切时间	

附表 6　国际勃起功能指数问卷 –5（IIEF-5）

项目	0	1	2	3	4	5	得分
1. 对阴茎勃起及维持勃起有多少信心	无	很低	低	中等	高	很高	
2. 受到性刺激后，有多少次阴茎能坚挺地进入阴道	无性生活	几乎没有或完全没有	只有几次	有时或大约一半时候	大多数时候	几乎每次或每次	
3. 性交时，有多少次能在进入阴道后维持阴茎勃起	没有尝试性交	几乎没有或完全没有	只有几次	有时或大约一半时候	大多数时候	几乎每次或每次	
4. 性交时，保持勃起至性交完毕有多大困难	没有尝试性交	非常困难	很困难	有困难	有点困难	不困难	
5. 尝试性交时是否感到满足	没有尝试性交	几乎没有或完全没有	只有几次	有时或大约一半时候	大多数时候	几乎每次或每次	

注：上述分值相加在 5～7 分表示重度 ED，分值在 8～11 分表示中度 ED，分值在 12～21 分表示轻度 ED，分值 ≥ 22 分表示无 ED。

附表7 早泄诊断量表（PEDT）

项目	0	1	2	3	4	得分
1.性交时想推迟射精有多大困难	没有困难	有点困难	中等困难	非常困难	完全无法延迟	
2.射精发生在想射精之前的概率	（几乎）没有	不经常	约五成	多数时候	几乎/总是	
3.是否收到很小的性刺激就会射精	（几乎）没有	不经常	约五成	多数时候	几乎/总是	
4.是否对过早射精感到沮丧	完全没有	有点	一般	很困扰	非常	
5.射精时间造成伴侣不满意，你对此担心吗	完全没有	有点	一般	很困扰	非常	

注：上述分值相加≤8表示不存在早泄，分值在9~10分提示可能存在早泄，≥11分建议就诊准确判断是否确实是早泄。